Rauscher

Praxisorientierte Immuntherapie
bei chronischen Colitiden

Praxisorientierte Immuntherapie bei chronischen Colitiden

Komplementäre Diagnose- und Behandlungsmethoden unter Berücksichtigung der Spenglersan-Kolloide

Von Claudius Christopher Rauscher, Arzt

Mit 100 Abbildungen und 77 Tabellen

Karl F. Haug Verlag · Heidelberg

Die Deutsche Bibliothek - CIP-Einheitsaufnahme

Rauscher, Claudius Christopher:
Praxisorientierte Immuntherapie bei chronischen Colitiden : komplementäre Diagnose- und Behandlungsmethoden unter Berücksichtigung der Spenglersan-Kolloide / von Claudius Christopher Rauscher. - Heidelberg : Haug, 1998
  (Erfahrungsheilkunde, Naturheilverfahren)
  ISBN 3-7760-1655-8

In diesem Buch werden eingetragene Warenzeichen, Handelsnamen und Gebrauchsnamen verwendet. Auch wenn diese nicht als solche gekennzeichnet sind, gelten die entsprechenden Schutzbestimmungen.

Wichtiger Hinweis: Für die Richtigkeit der gemachten Angaben, sowie über Dosierungsanweisungen und Applikationsformen der hier dargestellten Therapiemethoden und der daraus resultierenden Folgen, ohne Rücksicht auf Einzelfall, wird keinerlei Haftung übernommen.

© 1998 Karl F. Haug Verlag, Hüthig GmbH, Heidelberg

Alle Rechte, insbesondere die der Übersetzung in fremde Sprachen, vorbehalten. Kein Teil dieses Buches darf ohne schriftliche Genehmigung des Verlages in irgendeiner Form – durch Fotokopie, Mikrofilm oder irgendein anderes Verfahren – reproduziert oder in eine von Maschinen, insbesondere von Datenverarbeitungsmaschinen, verwendbare Sprache übertragen oder übersetzt werden.

All rights reserved (including those of translation into foreign languages). No part of this book may be reproduced in any form – by photoprint, microfilm, or any other means – nor transmitted or translated into a machine language without written permission from the publishers.

ISBN 3-7760-1655-8

Satz und Konvertierung: Wolfgang Seidel, Kommunikationsservice, 76855 Annweiler
Druck: Laub GmbH & Co., 74834 Elztal-Dallau

Inhalt

Vorwort 11

Danksagung 13

1 Chronische Colitiden 15

1.1   Allgemeine Grundlagen, Vorstellungen zur Ätiopathogenese, Differentialdiagnose 15
1.2   Epidemiologische Daten; Differentialdiagnose zwischen Colitis ulcerosa und Morbus Crohn 16
1.2.1   Operationsindikationen (M. Crohn/Colitis ulcerosa) 17
1.3   Diagnostik chronischer Colitiden 18
1.3.1   Konventionelle diagnostische Methoden 18
1.3.2   Sonstige diagnostische Möglichkeiten 18
1.3.2.1 Das Kyberstatus-Programm 18
         Weiterführende Diagnostik zur Abklärung von ursächlichen Faktoren intestinaler Fehlbesiedelungen 19
         Sonstige Zusatzuntersuchungen 20
1.3.2.2 Der Spenglersan Kolloid Blut-Test nach Wolters 21
         Vorstellung und Wirkprinzip 22
         Ausführung 22
         Auswertung 22
         Anamnese und Therapie 23
1.3.2.3 Umwelttoxikologische Untersuchungen 24
         Testdurchführung 24
         Kaugummi-Test 24
         DMPS-Mobilisationstest: Untersuchung auf Quecksilber und andere Metalle 25
1.3.2.4 Umfassende spektroanalytische Untersuchungen der wesentlichen Mikronährstoffe wie Spurenelemente, Mineralstoffe und Vitamine sowie (schwefelhaltigen) Aminosäuren einschließlich toxischer Elemente in Blut, Urin und Haaren 26
1.3.2.5 Biophysikalische Testverfahren 27

Inhalt

1.4	Therapie chronisch entzündlicher Darmerkrankungen	28
1.4.1	Medikamentös-konservative Therapie bei chronischen Colitiden	28
1.4.2	Mögliche adjuvante Therapieansätze zur konventionellen Therapie bei chronisch entzündlichen Erkrankungen des Darms	31
1.4.2.1	Diätetische Maßnahmen; Verbesserung des Stoffwechsels durch Ernährungsumstellung	31
	Die Bewertung einer Kost	31
	Ziele der Vollwertkost	33
	Vorkommende Vitamine, Mineralstoffe und Spurenelemente, Funktionen	37
	Ernährungsvorschlag bei chronisch entzündlichen Darmerkrankungen (Morbus Crohn, Colitis ulcerosa)	41
1.4.2.2	Mikrobiologische Therapie	45
	Allgemeine Grundlagen – Mensch und Mikrobe im ökologischen System	46
	Grundprinzip des Aufbaus des Verdauungsschlauches	47
	Unterschiede im Aufbau der Wandschichten zwischen Dünndarmabschnitten und Dickdarm	48
	Differentialdiagnose des Magen-Darm-Traktes	49
	Normalflora – wichtige Normalbewohner der Haut, des Mund- und Respirationstraktes, des Urogenitaltraktes und des Intestinaltraktes.	50
	Stoffwechselphysiologische Eigenschaften relevanter Keimgattungen/-arten des Intestinaltraktes	51
	Physiologische Aufgaben der Darmflora	54
	Ursachen für die mögliche Entstehung einer Dysbiose als Begleit- oder Folgeerscheinung bei chronischen Colitiden	58
	Infektiöse Darmerkrankungen	58
	Medikamentös induziert	58
	Anatomische Ursachen	58
	Chronische Störungen des Säure-Basen-Haushalts mit daraus resultierenden Störungen der Ferment- und Zellfunktionen des Gesamtstoffwechsels	58
	Diätetischer Faktor (u.a. als einer der möglichen diskutierten Faktoren, beteiligt an der Entstehung und/ oder Aufrechterhaltung chronischer Colitiden)	59

Inhalt

       Endokrine Störungen, Stoffwechselstörungen 65

       Störungen der Verdauungs- und Absorptionsvorgänge
       im Darm (Malassimilationssyndrom) 65

       Immunschwäche (darmassoziierte lymphatische Gewebe,
       systemische Körperabwehr) 66

       Intestinale Mykosen/Pathomechanismen der Hefen 66

       Nahrungsmittelallergien und -unverträglichkeiten/
       Überempfindlichkeitsreaktionen 69

       Pathophysiologische Konsequenzen bei Störungen der
       intestinalen Mikroökologie 73

       Zielsetzung der mikrobiologischen Therapie 74

       Durchführung der Therapie 74

       Mikrobiologische Therapie bei Patienten mit einer Colitis
       ulcerosa oder einem Morbus Crohn (Abweichung vom
       Standardschema) 75

       Lipopolysaccharide – Autovakzinetherapie; kontrollierte
       Zufuhr von Lipopolysacchariden (LPS) im Rahmen einer
       Autovakzinetherapie als ein wesentlicher Bestandteil der
       mikrobiologischen Therapie; allgemeine Grundlagen 76

1.4.2.3 Enzymtherapie in der Behandlung entzündlicher
       Darmerkrankungen 82

1.4.2.4 Orthomolekulare Therapie, Nahrungsergänzungsmittel
       und andere Therapiemöglichkeiten 83

1.4.2.5 Gezielte „Ausleitungs- und Entgiftungs"-Therapie 85

       Therapeutische Maßnahmen 86

       Nosodentherapie 88

       Einsatz von „Komplexbildner" 2,3-Dimercaptol-1-
       propansulfonsäure (DMPS) 88

       Therapeutischer Einsatz intermediärer Katalysatoren zur
       Entblockierung und Aktivierung (Induktion) des inter-
       mediären Stoffwechsels und der Atmungskette 89

       Aktivierung der Zellatmung durch die Zufuhr entsprechen-
       der Aktivatoren und Cofaktoren für diverse Enzyme wie
       beispielsweise von Mineralstoffen und Spurenelementen
       sowie von Vitaminen (Coenzyme) 90

       Supplementierung mit orthomolekularen Nährstoffen 90

Inhalt

	Sonstige Verfahren zur Immunstimulation/-modulation 94
	Sauerstoffmessung 97

2 Praxisorientierte Spenglersan-Immuntherapie: Steigerung der humanklinischen Therapieeffizienz bei chronischen Colitiden 101

2.1 Spenglersan Kolloide, mikrobiologische Immunmodulatoren zur aktiven und passiven Immunisierung; Überblick über die Spenglersan Kolloide, deren Zusammensetzung, Indikationen, pharmakologische Eigenschaften und Wirkungsweise 101
2.1.1 Pharmakologische Eigenschaften 101
2.1.2 Wirkungsweise 102
2.2 Wirkprinzip und Effekte der Spenglersan Kolloide 104
2.3 Studie: die Behandlung chronischer Colitiden mit Spenglersan Kolloid G – Ergebnisse einer multizentrischen Anwendungsbeobachtung 109
2.3.1 Einleitung: Experimentelle Untersuchungen zur Anwendung von Spenglersan Kolloid G im intestinalen Bereich sowie zur Wundheilung 109
2.3.2 Patienten und Methodik 111
2.3.3 Datenaufbereitung – statistische Methoden – Ergebnisse 115
2.3.3.1 Daten 115
2.3.3.2 Die statistischen Methoden 116
2.3.3.3 Ergebnisse 118
    CDAI 118
    Wichtige Symptome 118
    Nebenwirkungen 119
    Laborparameter 119
    Beurteilung der Wirksamkeit und der Verträglichkeit durch Arzt und Patient 120
    Befindlichkeit 122
    Zusammenfassung 123
2.3.3.4 Diskussion, abschließende Beurteilung 123
2.3.3.5 Diagramme, Grafiken, Tabellen 125

3 Dokumentierte Fallbeispiele 171

4	**Anhang: Systemische Enzymtherapie von *O. Pecher,* Aying**	179
5	**Literaturverzeichnis**	187
6	**Adressen: Pharmaindustrie, Medizintechnik**	191

Vorwort

Bei chronisch entzündlichen Darmerkrankungen (CED), deren Ätiologie trotz intensiver Forschung immer noch weitgehend unklar und möglicherweise multifaktorieller Genese ist, weisen insbesondere Länder mit hohem Lebensstandard wie in Westeuropa und den USA eine ansteigende Morbiditätstendenz auf.

Eine Heilung dieser z.T. sehr therapieresistenten Erkrankungen ist bis heute nicht möglich; eine kausale, spezifische Therapie gibt es nicht.

Die Behandlung muß sich folglich auf die Eindämmung der Symptomatik im akuten Schub und die Remissionserhaltung beschränken. Zum Einsatz kommen, neben diätetischer vor allem medikamentöse Maßnahmen – als Mittel der Wahl bei CED die wirksamen Cortison-Präparate, Aminosalicylate (SASP, 5-ASA) sowie Immunsuppressiva (z.B. Azathioprin) und antimikrobielle Therapien, Substitution von Mangelzuständen sowie die chirurgische Therapie bei Komplikationen.

Die zum Teil beachtlich hohe Nebenwirkungsrate der Medikamente, vor allem in hoher Dosierung und über einen längeren Zeitraum verabreicht, ist stets zu beachten.

So ist zu verstehen, daß man sich neben den etablierten Behandlungsmethoden auch einer Fülle von additiven, adjuvanten und supportiven Therapieverfahren bedient.

Das Ziel ist, den Krankheitsverlauf positiv zu beeinflussen bzw. in kürzerer Zeit eine Besserung des akuten Beschwerdebildes, eine Reduzierung evtl. unerwünschter Nebenwirkungen sowie eine Stabilisierung des klinischen Bildes in der Remissionsphase langfristig zu erreichen und Exazerbationen zu senken. So sollten durch entsprechend qualitative und quantitative diagnostische Untersuchungsmethoden mögliche, an der Entstehung und/oder Aufrechterhaltung bzw. Potenzierung chronischer Colitiden beteiligte, auslösende pathologische (Risiko-)Faktoren wie Umweltnoxen – Stichwort: Ernährung, chemische Lebensmittelzusätze, Nahrungsmittelrückstände wie Pestizide, Insektizide, Schwermetalle oder Einflüsse von Viren, Bakterien, Pilzen und Parasiten (Störung der intestinalen Mikroökologie) etc. – exakt ausfindig gemacht und weitgehend beseitigt werden, um der Optimierung einer ganzheitlichen Behandlung gerecht zu werden.

Durch die Einbeziehung einer intensivierten Diagnostik in ein ganzheitliches Therapiekonzept wäre womöglich auch die eigentliche Standardmedikation niedriger zu dosieren. Die folgenden Ausführungen sollen einen Überblick über die zur Verfügung stehenden ganzheitlichen Diagnose- und Be-

Vorwort

handlungsmöglichkeiten mit dem Schwerpunkt auf die Behandlung chronischer Colitiden mit Spenglersan Kolloid G geben.

Im zweiten Teil dieser Arbeit werden Ergebnisse einer multizentrischen Anwendungsbeobachtung dargestellt, durch Anwendung von Spenglersan Kolloid G – hier als eine adjuvante immunbiologische Therapie – in Verbindung mit herkömmlichen Präparationen (Sulfasalazin/Prednisolon) versus kliniküblicher Medikation deren beider Wirksamkeit und Verträglichkeit bei Patienten mit chronischen Colitiden zu überprüfen und zu vergleichen.

Danksagung

Ein herzliches Dankeschön für die fachliche Unterstützung und hilfreiche Mitarbeit bei der Durchführung des praktischen Teils der Studie gilt den Kollegen Drs. Klotz, van Eck, Haas, Fröhlich, Roussen und van Hoes.

Dank auch all den Kollegen, die mir mit Rat und kritischen Anmerkungen bei der Ausarbeitung dieses Buches unermüdlich zur Seite standen sowie jenen, die an der schriftlichen Ausgestaltung mitwirkten.

Ferner möchte ich mich bei Herrn cand. math. T. Friede für die freundliche und konstruktive Mitarbeit bei den statistischen Auswertungen bedanken.

Dem Karl F. Haug Verlag/Hüthig GmbH und seinen Mitarbeitern gilt mein spezieller Dank für die harmonische Zusammenarbeit und dem reibungslosen Ablauf bei der Herstellung des Buches.

Brüssel, im Frühjahr 1998 *Claudius Christopher Rauscher*
Arzt

1 Chronische Colitiden

Enteritis regionalis (Synonym Morbus Crohn, Ileitis terminalis) und Colitis ulcerosa

1.1 Allgemeine Grundlagen, Vorstellungen zur Ätiopathogenese, Differentialdiagnose

Diese beiden Befunde sind beides entzündliche Darmerkrankungen, deren Verlauf durch Remissionen und Exazerbationen gekennzeichnet sind, die innerhalb der Familie und mit wachsendem Lebensstandard gehäuft auftreten und deren Ätiologie trotz intensiver Forschungsarbeiten immer noch nicht geklärt ist.

Als mögliche Auslöser [36] gelten genetische (s. familiäre Häufung, Zwillingsstudien und HLA-Untersuchungen) und psychische Faktoren, Ernährungs- und Umwelteinflüsse wie raffinierte Zucker, gehärtete Fette, Lebensmittel-Zusatzstoffe, Schwermetalle etc.; des weiteren schleimhautschädigende Mikroorganismen und/oder immunologische Faktoren (veränderte Reaktionslage des Immunsystems/Regulationsschwäche/-blockade); übersteigerte immunologische Reaktion gegenüber mikrobiellen (Bakterien, Viren) oder anderen Agentien (Makromoleküle, Nahrungsproteine, modifizierte Darm-Epithelzellen = Coliwand-Antigenstrukturen [?]).

Für beide Erkrankungen werden die Inzidenz mit 3-7 Erkrankungen pro 100.000 Einwohner und Jahr und die Prävalenz mit 35-83 Erkrankungen pro 100.000 Einwohner angegeben, wobei der Häufigkeitsgipfel beider Erkrankungen bei den meisten Patienten zwischen dem 15. bis 30. Lebensjahr liegt.

Diese Erkrankungen mit ihren meist bunten und schillernden Beschwerdepaletten, die bei den Betroffenen ganz plötzlich und unerwartet auftreten können – wie z.B. Leistungsabfall, Müdigkeit, Appetitlosigkeit, Gewichtsverlust, Reizzustände des Darmes wie Bauchschmerzen, Darm-Tenesmen, meteoristische Beschwerden, Obstipation im Wechsel mit Diarrhoe – z.T. mit Blut-/Schleim- und Eiterbeimischung im oder auf dem Stuhl u.a.m. – bis hin zu möglichen extraintestinalen Manifestationen wie Arthralgien, Hauterscheinungen (wie Erythema nodosum), Iridocyclitis/Uveitis, Leberbeteiligung –, können eine enorme Belastung für den Patienten selbst und dessen Angehörige darstellen, die jede Planung des Alltags zunichte machen kann.

In diesem Zusammenhang ist es wichtig, infektiös bedingte, radiogene, chemische (Umweltchemikalien) und medikamentös-assoziierte Colitiden, ischämische Colitis, Divertikulitis und andere Entzündungen des Darmes auszuschließen; differentialdiagnostisch muß die Colitis ulcerosa vor allem vom Morbus Crohn abgegrenzt werden.

1 Chronische Colitiden

1.2 Epidemiologische Daten; Differentialdiagnose zwischen Colitis ulcerosa und Morbus Crohn

Tab. 1: Differentialdiagnose zwischen Colitis ulcerosa und Morbus Crohn.

	Colitis ulcerosa	Morbus Crohn
Epidemiologie	Inzidenz (Neuerkrankungsrate): 4-10 Erkrankungen/100.000 Einw. u. Jahr Prävalenz (Bestand an Kranken): 40-117 Erkrankungen/100.000 Einw.	Inzidenz: 2-4 Erkrankungen/100.000 Einw. u. Jahr Prävalenz: 30-50 Erkrankungen/ 100.000 Einw.
Differentialdiagnose		
Beginn/ Lokalisation, Verlaufsformen	meist Rekto-Sigmoid-Bereich, von dort aufsteigende Ausbreitung, die bis ins terminale Ileum reichen kann; meist verläuft die Erkrankung chronisch und rezidivierend. Akute Verlaufsformen kommen vor. Man unterscheidet eine leichte, eine mittelschwere und eine schwere Verlaufsform.	v.a. Coecum und terminales Ileum, kann auch im gesamten Verdauungstrakt auftreten. Verlaufsform: sie kann akut, subakut und chronisch verlaufen.
Typ der Ausdehnung	generalisiert und durchgehend	segmentärer Befall (skip lesions); evtl. an mehreren Stellen; scharfe Abgrenzung gegenüber nicht befallenen Abschnitten
Art der Entzündung (Histologie), Besonderheiten	Entzündung der Mukosa und Submukosa • normales Granulationsgewebe akutes Stadium: vorwiegend granulozytäre Infiltration chronisches Stadium: vorwiegend lymphohistiozytäre Infiltration • Kryptenabzesse, die in flächenhafte Ulzerationen übergehen; meist nur auf die Schleimhaut begrenzt, daher sehr selten Fistelbildungen	tiefe, alle Wandschichten betreffende Ulzerationen • epitheloidzellige Granulome mit Langhansschen Riesenzellen ohne zentrale Verkäsung im Entzündungsbereich und in den mesenterialen Lymphknoten

Tab. 1: Fortsetzung

	Colitis ulcerosa	Morbus Crohn
Art der Entzündung (Histologie), Besonderheiten	• Pflastersteinrelief • Pseudopolypen: Noch verbleibende Schleimhautinseln (ödematös geschwollen) zwischen den Ulzerationen, die in das Darmlumen vorzuragen scheinen. Es kann an diesen Schleimhautinseln zu Regenerationsversuchen und damit zu hyperplastischen Veränderungen kommen.	
Klinik	• wäßrige Diarrhoe bis zu 20mal am Tag, meist mit Blut- und Eiterbeimischung im Stuhl • Stuhlentleerung oft schmerzhaft • krampfartige Leibschmerzen, Tenesmen • diffuse Abwehrspannung • subfebrile Temperaturen	• unklarer Reizzustand mit Diarrhoe; etwa 4-6mal/Tag im Wechsel mit Obstipation, selten Blutbeimengungen • Meteorismus • kolikartige abdominale Schmerzen, druckschmerzhafte Resistenz • Beschwerden im rechten Unterbauch am häufigsten • evtl. leichte Temperaturerhöhung
Häufigkeit von Komplikationen:		
Abszesse	selten	häufig
Fisteln	selten	häufig (CAVE: Transmurale Entzündung)
Strikturen, Stenosen		entstehen (vorwiegend im Dünndarm bzw. vom Dünndarm ausgehend) beim Morbus Crohn, nicht bei der Colitis ulcerosa
toxisches Megakolon mit Perforation	häufiger	selten
Karzinomentstehung	häufiger (Risiko nach 20 Jahren ca. 25%, nach 25 Jahren ca. 40%)	seltener

1.2.1 Operationsindikationen (M. Crohn/Colitis ulcerosa)

Zum Beispiel bei Verengungen des Darmes, toxisches Megakolon, entzündliche Gänge zwischen den Darmschlingen, Eiteransammlungen im Bauchraum, Perforation, Ileus, schwere Blutungen, maligne Degeneration, rezidivierenden Schüben trotz konservativer Behandlung, Therapieresistenz.

1 Chronische Colitiden

1.3 Diagnostik chronischer Colitiden

1.3.1 Konventionelle diagnostische Methoden

In der Primärdiagnostik chronisch entzündlicher Darmerkrankungen stehen dem Therapeuten dabei neben dem klinischen Befund laborchemische Untersuchungen (allgemeine Laborparameter wie Leukozyten, Erythrozyten, Hämoglobin, BSG, Gesamteiweiß/Eiweißfraktionen, Akutphasenproteine, Immunparameter etc.), die üblichen Tests auf ein Malassimilationssyndrom (oraler Glukose-Belastungstest, Laktose-Toleranztest, Xylose-Belastung, Schilling-Test, Sekretin/Pankreozymintest), die Endoskopie mit Biopsie und Zytologie, die Radiologie, Sonographie sowie die Serologie und die Mikrobiologie/Stuhluntersuchungen zur Verfügung.

1.3.2 Sonstige diagnostische Möglichkeiten

Zusätzlich zu den oben aufgeführten konventionellen diagnostischen Methoden können als intensivierte Diagnostik, um der Optimierung einer zielgerichteten Therapie gerecht zu werden, nachstehende Verfahren sinnvoll eingesetzt werden.

So kann beispielsweise die Kyberstatus-Diagnostik – als eine mögliche erweiterte bakteriologisch-mykologische Stuhldiagnostik – in Anspruch genommen werden, die als kassenübliches Verfahren ab 1. Mai 1996 vom Institut für Mikrobiologie in Herborn angeboten wird, welches noch näher beschrieben wird.

1.3.2.1 Das Kyberstatus-Programm

Dieses Kyberstatus-Programm kann Rückschlüsse erlauben auf:
- den Zustand der intestinalen Floraverhältnisse, z.B. auf das Vorliegen von Fäulnis- oder Gärungsprozessen
- Entzündungsprozesse im Bereich der Darmschleimhaut; Begünstigung und/oder Aufrechterhaltung einer bereits bestehenden Entzündung
- die Lokalisation einer intestinalen Fehlbesiedelung (Dünn- oder Dickdarm)
- mykose und/oder bakteriell bedingte Ursachen abdominaler Beschwerden; Ausschluß einer infektiösen Enterokolitis
- mögliche Folgen für den Wirtsorganismus (wie Reduzierung der Kolonisationsresistenz, Abwehrschwäche, Stoffwechselbelastung)

Zur näheren Beschreibung des Kyberstatus-Basisprogrammes [82]:
- Beurteilung der Stuhlprobe nach Farbe, Geruch, Konsistenz, Ballaststoffgehalt
- pH-Wert-Bestimmung mittels Teststreifen (alkalisch = Fäulnis; sauer = Gärung)

Dadurch können sich erste Hinweise ergeben auf das Vorliegen einer möglichen Fäulnis- oder Gärungsdyspepsie und damit einer pathologisch veränderten intestinalen Mikroflora (Vermehrung der Fäulniskeime – Reduktion der Säuerungsflora oder ein Überhandnehmen der Säuerungsflora im Sinne einer Gärungsdyspepsie).

- Anzucht und Differenzierung von obligat anaeroben oder mikroaerophilen Bakterien. Ermittlung der Erregerquantität durch Dilution im Plattengußverfahren
  – Bakteroides sp.
  – Bifidobakterium
  – Clostridium sp.

- Anzucht und Differenzierung von aeroben bzw. fakultativ anaeroben Bakteriengattungen oder -arten; Ermittlung der Erregerquantität (s.o.)
  – E. coli
  – Enterobacter sp.
  – Pseudomonas sp.
  – Lactobacillus sp.
  – E. coli Biovare
  – Citrobacter sp.
  – Enterococcus sp.
  – Klebsiella sp.
  – Proteus sp.
  – Streptococcus sp.

Zur Beurteilung der ermittelten Analyse der Faecalflora und um damit aussagekräftige Resultate über den Zustand der intestinalen Ökologie zu erhalten, bedarf es neben den Angaben über Alter, Ernährungsgewohnheiten, evtl. Medikamenteneinnahme, Vorerkrankungen, anamnestische Besonderheiten auch genauer Kenntnisse über die physiologische Zusammensetzung der Faecalflora.

Weiterführende Diagnostik zur Abklärung von ursächlichen Faktoren intestinaler Fehlbesiedelungen
- Bei Verdacht auf Verdauungsstörungen (Maldigestion oder Malabsorption):

– mikroskopische Stuhluntersuchung zum Nachweis von Verdauungsrückständen (Triglyceride, Fettsäuren, Muskelfasern, Stärke)
- Zur Abklärung einer Maldigestion:
  – Bestimmung von Chymotrypsin im Stuhl
  – Bestimmung von Gallensäuren im Stuhl
- Zur Abklärung eines entzündlichen Malabsorptionssyndroms:
  – Bestimmung von Entzündungsparametern im Stuhl
  – PMN-Elastase
  – Milchsäure
- Bei Hinweis auf eine gestörte immunologische Barriere im Bereich der Darmschleimhaut:
  – Bestimmung von sekretorischem Immunglobulin (sIgA) im Stuhl.

Sonstige Zusatzuntersuchungen

- Differenzierte Clostridiendiagnostik:
  – Nachweis von „NDH"-Clostridien (= steroidtransformierende Clostridien, die in der Entstehung von Kolonkarzinomen einen pathogenetisch relevanten Faktror spielen), C. difficile und C. perfringens
  – Untersuchung auf Enteritiserreger (wie Salmonellen, Shigellen, Yersinia enterocolitica, Clostridium difficile, Campylobacter, Rotaviren)
- Parasitologische Diagnostik: Untersuchung von Lamblien und Amöben u.a. im Stuhl
- Mykologische Labordiagnostik: Diese Untersuchung erbringt Angaben
  – zur Erregeridentifizierung und -differenzierung (die Erregerdifferenzierung ist insofern wichtig, da nur bestimmte Candida-Arten imstande sind, bei vorhandener Prädisposition Infektionen hervorzurufen)
  – zur Erregerquantität (als Hinweis darauf, daß evtl. mehr als sonst üblich Pilze im Darm vorhanden sind) und
  – zu vorhandenen Virulenzfaktoren; dem Nachweis von Virulenzfaktoren kommt in der Pilzdiagnostik eine besondere Bedeutung zu. So werden z.B. am Institut für Mikroökologie und Biochemie in Herborn routinemäßig alle isolierten Hefen auf folgende Pathogenitätsmerkmale hin untersucht:
  Wachstum bei 37°C (Körpertemperatur)
  Fähigkeit zur Produktion von sekretorischen Enzymen
  Darüber hinaus stehen molekularbiologische Verfahren zur Verfügung, mit denen es möglich ist, indirekt Oberflächenadhäsine auf Hefen nachzuweisen. Auch Aussagen über die Fähigkeit zum „phenotypic switching" sind möglich.

Alle diese Faktoren (Erregernachweis, mikroskopisch-morphologische oder biochemische Differenzierung, Nachweis von Virulenzfaktoren, Bestimmung der Erregerquantität – Stuhl, Urin, Sputum) sind notwendig, um Aussagen über die pathogenetische Relevanz eines Hefe-Nachweises zu erhalten.

Serologische Befunde als alleiniger Nachweis für eine Mykose (!) spielen aufgrund einer mangelnden Spezifität keine gesicherte Rolle (Literaturangaben zufolge sind Antikörper in niedrigen Mengen bei 90% der Bevölkerung zu finden).

Grundsätzlich sollte eine Interpretation von Hefepilz-Befunden nur vor dem Hintergrund einer klinischen Symptomatik oder einer besonderen Prädisposition des Patienten vorgenommen werden.

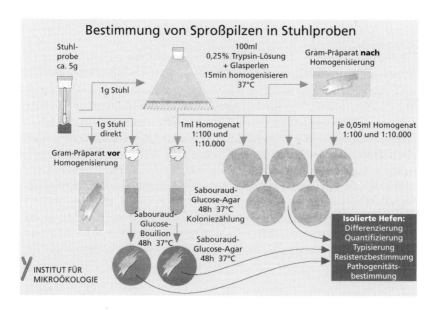

Abb. 1: Pilzdiagnostik.

1.3.2.2 Der Spenglersan Kolloid Blut-Test nach Wolters

Die Spenglersan Kolloide sind Arzneimittel, die aufgrund ihrer Eigenschaften sowohl zur Therapie als auch zur Testung geeignet sind. Dafür steht ein Testsatz zur Verfügung, der die zehn Spenglersan Kolloide in speziellen Pipettenflaschen enthält.

1 Chronische Colitiden

Vorstellung und Wirkprinzip

Im Blut eines jeden Menschen sind als Folge früherer Erkrankungen zelluläre Antikörper vorhanden. Das jeweilige Spenglersan Kolloid, das als Antigen wirkt, löst eine Antigen-Antikörper-Reaktion aus, die sich als Zusammenballung darstellt. Der Grad der Zusammenballung ist gleichzeitig ein Anhaltspunkt für die Höhe des Antikörpertiters.

Ausführung

Für die Ausführung des Spenglersan Kolloid Blut-Testes nach Wolters benötigt man die Spezial-Testfolie sowie Rührstäbchen. Die Patientendaten sowie das Testergebnis können mittels eines Faserschreibers auf der Folie notiert werden.

Zum Testen werden ein Tropfen Spenglersan Kolloid und ein Tropfen Kapillar- oder Venenblut in die Testfelder auf der Testfolie aufgebracht, mit dem Rührstäbchen gut durchmischt und dabei auf eine Fläche von der Größe eines Markstückes verteilt. Die Testflüssigkeit darf nicht eine zu große Fläche einnehmen, da sie sonst zu flach wird und die Zusammenballung bedeutend schwächer ausfällt. Es empfiehlt sich, einen Blindwert anzusetzen, indem anstelle eines Tropfens Spenglersan Kolloid isotonische Kochsalzlösung verwendet wird.

Man nimmt nun die Folie auf und neigt sie abwechselnd nach links und rechts. Nach kurzer Zeit ist erkennbar, welche Zusammenballungsstärke in den einzelnen Testfeldern vorliegt. Anschließend kann die Auswertung vorgenommen werden.

Auswertung

Der Test kann natürlich auch negativ ausfallen. Im positiven Fall genügt die makroskopische Auswertung, eventuell ist eine Lupe oder die kleinste Vergrößerung des Mikroskopes erforderlich.

+++	=	sehr große Zusammenballung, hoher Antikörpertiter
++	=	mittlere Zusammmenballung, mittlerer Antikörpertiter
+	=	feine Zusammenballung, niedriger Antikörpertiter
-	=	keine Zusammenballung, kein Antikörpertiter

Bei jeder Erkrankung ist eine eingehende Anamnese zur genauen Diagnosefindung unerläßlich. Dieses Vorgehen kann der Spenglersan Kolloid Blut-Test nicht ersetzen. Ein positives Testergebnis zeigt die jeweilige Reaktionslage des Körpers an und gibt gezielte Therapiehinweise.

Sofern also eine oder mehrere Zusammenballungen als Testergebnis vorliegen, ist zumindest die Basistherapie klar. Die Spenglersan Kolloide, die die stärksten Zusammenballungen zeigen, werden verordnet. Bei chronischen Erkrankungen sollte die Behandlungsdauer 6-8 Wochen betragen. Danach wird der Erfolg der Behandlung durch einen erneuten Spenglersan Kolloid Blut-Test kontrolliert.

Anamnese und Therapie

Zur richtigen Anwendung der Spenglersan Kolloide bedarf es unbedingt einer gründlichen Anamnese. Diese ist deshalb erforderlich, weil mit den Spenglersan Kolloiden weniger eine symptomatische, als vor allem eine kausale Therapie erfolgt. Die Anamnese (evtl. unterstützt durch den Spenglersan Kolloid Blut-Test) hat unter anderem die Aufgabe der Feststellung, ob und welche verschiedenen Infekte möglicherweise am Krankheitsbild mitbeteiligt sind. Je nach dem Vorherrschen des einen oder anderen Infektes ist das hierfür spezifische Spenglersan Kolloid in der Therapie zu bevorzugen. Es wird häufig vorkommen, daß für ein und dasselbe Erscheinungsbild je nach Ursache völlig verschiedene Therapien erforderlich sind.

Die folgenden Aufnahmen sind aus dem Video-Film „Der Spenglersan Kolloid Blut-Test", in dem der Spenglersan Kolloid Blut-Test nach Wolters ausführlich dargestellt wird:
Abb. 2 zeigt das Blut-Spenglersan Kolloid-Gemisch ohne Zusammenballung mit gleichmäßiger Verteilung der Bestandteile.
Abb. 3 zeigt bereits eine leichte Zusammenballung.
Abb. 4 und 5 eine mittlere bzw. starke Zusammenballung.
Zur besseren Verdeutlichung wurden Ausschnitte aus mikroskopischen Aufnahmen verwendet (Vergrößerung 150fach).

Abb. 2: - = keine Zusammenballung, keine Antikörpertiter

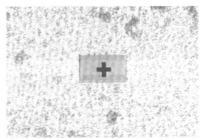

Abb. 3: + = feine Zusammenballung, niedriger Antikörpertiter

1 Chronische Colitiden

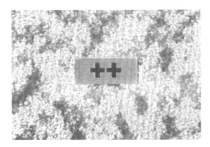

Abb. 4: ++ = mittlere Zusammenballung, mittlerer Antikörpertiter

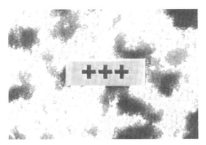

Abb. 5: +++ = sehr große Zusammenballung, hoher Antikörpertiter

1.3.2.3 Umwelttoxikologische Untersuchungen[54]

- Die Schwermetall-Gesamtbelastungen im Organismus können beispielsweise mit Hilfe eines Mobilisationstestes (DMPS-Dimaral®), bei dem die Untersuchung auf Quecksilber und andere Metalle (Untersuchungsmaterial Urin) erfolgen, erfaßt werden.
- Kaugummi-Test für die Feststellung der aktuell freigesetzten Menge Hg bei Amalgamfüllungen (Untersuchungsmaterial Speichel). In Verbindung mit einem DMPS-Test kann über den Speicheltest eine Kausalität von Belastung der inneren Speicher und Hg-Herkunft dokumentiert werden.

Testdurchführung

Kaugummi-Test

Der Patient wird gebeten, das erste Teströhrchen mit ca. 10 ml Ruhespeichel zu füllen (normaler Speichelfluß, letzte Nahrungsaufnahme und Flüssigkeitsaufnahme sollte 1-2 Stunden zurückliegen).

Anschließend erhält der Patient ein zuckerfreies Kaugummi und sammelt während des 10minütigen Kauvorgangs (besonders intensiv auf den plombierten Zahnflächen kauen) wiederum etwa 10 ml Speichel, der in ein zweites Probegefäß gefüllt wird.

Anschließend werden beide Proben im Labor auf Quecksilber untersucht.

Möglichkeiten und Aussagen durch den Kaugummitest:

- Überprüfung des Zustands von vorhandenen Amalgamfüllungen
- Entscheidungshilfe, ob eine Amalgamsanierung durchgeführt werden muß
- Ermittlung der zusätzlichen Quecksilberbelastung

Diagnostik chronischer Colitiden 1.3

- Vergleich der Quecksilberbelastung aus Zahnfüllungen mit der Lebensmittelbelastung
- Ableitung von therapeutischen Maßnahmen

Die Ergebnisse stehen meist nach wenigen Tagen (10-14) zur Verfügung und können nun in verschiedener Hinsicht betrachtet werden.

Die absoluten Werte des Ruhespeichels korrelieren erwartungsgemäß mit der Anzahl der Plomben, dennoch gilt folgende Bewertung der Einzelmeßwerte:
- Werte bis 10 µg Hg/l können als unbedeutend angesehen werden.
- Werte zwischen 10 und 20 µg Hg/l sind grenzwertig und sollten bei vorbelasteten Patienten eine weitere Untersuchung zur Folge haben.
- Werte darüber sind aus umweltmedizinischer Sicht als kritisch zu beurteilen. Therapeutische Ansätze sind notwendig. Es wurde über Quecksilberbelastungen weit über 100 µg Hg/l Ruhespeichel in der Literatur berichtet.

Weiterhin muß festgestellt werden:

Die Differenz der Quecksilberfreisetzung von Probe 1 und 2 läßt Rückschlüsse auf die Qualität der Plomben zu. Je größer die Differenz, um so schlechter der Plombenzustand. Eine umweltmedizinische Beurteilung bezieht sowohl die Differenz, als auch die gemessenen Absolutwerte mit ein.

DMPS-Mobilisationstest: Untersuchung auf Quecksilber und andere Metalle

Hinweise auf eine mögliche Hg-Belastung der Organe kann durch einen DMPS-Test im Urin festgestellt werden.

Dies wird durch die – bevorzugt intravenöse – Gabe eines Komplexbildners 2,3-Dimercaptol-1-propansulfonsäure (DMPS) erreicht.

Der Komplexbildner bindet Quecksilber aus den leicht mobilisierbaren Organ-Depots, vornehmlich aus Niere (Nebennierenrinde) und Leber; die dann wasserlöslichen Quecksilberkomplexe werden über die Nieren ausgeschieden und können im Urin nachgewiesen werden.

Neben Quecksilber werden auch andere Metalle in Abhängigkeit ihrer Affinität zum Komplexbildner gebunden; in absteigender Reihenfolge sind das Zink, Kupfer, Arsen, Quecksilber, Zinn und Blei.

Andererseits kann bei hohen Zink- und Kupfergehalten der Komplexbildner so schnell abgesättigt werden, daß das so gesättigte DMPS das vorhandene Quecksilber nicht mehr binden kann. In diesen Fällen sind eine bis mehrere Wiederholungen im Abstand von 6-8 Wochen erforderlich, um nach Normalisierung des Kupfer- und Zinkgehaltes durch DMPS mobilisiertes Quecksilber analytisch zu erfassen.

Bei dem vom Institut für Mikrobiologie in Herborn angebotenen DMPS-Test wird in der ersten Urinprobe des Patienten der Zinkgehalt bestimmt, um einen Hinweis auf einen möglichen Zinkmangel zu bekommen.

Quecksilber selbst kann hier (Mittelstrahlurin des Patienten) nur bei sehr hohen Belastungen, die häufig schon mit Vergiftungssymptomen einhergehen, festgestellt werden.

Je nach bevorzugter Vorgehensweise erhält der Patient DMPS:

10 mg/kg Körpergewicht bei oraler Gabe (der Patient muß nüchtern sein) und 3 mg/kg Körpergewicht bei intravenöser Verabreichung (sehr langsam injizieren!). Der Patient erhält nun 150-200 ml Wasser oder Tee. Zwei Stunden nach der oralen Verabreichung und 45 Minuten nach der intravenösen Gabe wird die zweite Urinprobe gemessen. Diese Probe wird dann im Labor auf Kupfer und Quecksilber untersucht, ferner der Kreatiningehalt bestimmt. Das Ergebnis wird auf Kreatinin bezogen und ermöglicht so einen Vergleich der gemessenen Werte auch bei Urinen unterschiedlicher Konzentration.

Die Auswertung aller drei Meßwerte wird dann in Beziehung gesetzt und kann eine wichtige Entscheidungshilfe für die therapeutische Vorgehensweise liefern.

(CAVE: Das Testverfahren ist bei allen Patienten mit Kreatiningehalten über 2,5 und schwangeren Patienten kontraindiziert.)

1.3.2.4 Umfassende spektroanalytische Untersuchungen der wesentlichen Mikronährstoffe wie Spurenelemente, Mineralstoffe und Vitamine sowie (schwefelhaltigen) Aminosäuren einschließlich toxischer Elemente in Blut, Urin und Haaren

Werden bei Blutuntersuchungen Abweichungen der Spurenelemente und Mineralstoffwerte festgestellt, so können diese akuten Mangel, wie auch akute oder momentane Belastungen reflektieren; verursacht durch Faktoren wie z.B. momentane Umweltbelastungen, Stoffwechselschwächen, Medikamentenmißbrauch etc.

Die Urin-Mineralstoff-Analytik wiederum gibt Auskunft über Verwertung und Ausscheidungsprozesse und eignet sich somit besonders zur Therapieüberwachung. Haare wie auch Nägel reflektieren Gewebespeicherungen. Mineralstoffmangel oder toxische Langzeitaussetzungen werden besonders zuverlässig festgestellt.

Niedrige und erhöhte Gewebewerte sind häufig bei chronisch erkrankten Patienten oder Patienten mit Symptomen unbekannter Genese zu finden.

Diese Werte können hinweisen auf:
Langzeitlich chronische Belastungen, die bei Blutuntersuchungen unerkannt blieben (die momentane toxische Belastung war nicht ausreichend, um Blutwerte zu erhöhen, doch kann diese im Laufe der Zeit erhöhte Gewebewerte verursachen, die Gewebebelastung und subklinische Symptome zeigen).

Um den gesamten Mineralstoffwechsel zu überwachen wäre es somit ratsam, Vollblut-, Urin-, Gewebe- und Haaruntersuchungen durchzuführen. Ein Vergleich der Werte erlaubt einen gezielten Einblick in das Stoffwechselgeschehen. (Laboratorium für Mineralanalytik und Spektroskopie – s. Kapitel 6 – Adressen)

1.3.2.5 Biophysikalische Testverfahren

Neben den genannten analytischen Möglichkeiten stehen biophysikalische Testverfahren zur Verfügung, z.B. Bioresonanztherapie und Elektroakupunktur nach Voll.

Sie dienen zur Austestung und Feststellung von:
- Umweltschadstoffen
- Intoxikationen
- Lebensmittelunverträglichkeiten
- Erbgiften
- Bakterien
- Viren
- Pilzen
- Parasiten
- sonstige toxisch/subtoxisch wirkenden Elementen
- essentiellen Nährstoffe-Nahrungsergänzungsmitteln

Entsprechende Testsätze für EAP sind beispielsweise von der Firma Kern-Pharma GmbH zu beziehen. Die Testlösungen werden aus nach Arzneimittelrichtlinien geprüften Substanzen und nach den Vorschriften der einschlägigen Pharmakopöen hergestellt, so daß die nötige und erwünschte Zuverlässigkeit gegeben ist. Außerdem sind Sonderanfertigungen und auch Ampullen fast aller Hersteller lieferbar.

1.4 Therapie chronisch entzündlicher Darmerkrankungen

Eine kausale Therapie ist bei M. Crohn und Colitis ulcerosa nicht möglich. Die Therapie ist vorab konservativ ausgerichtet und beschränkt sich weitgehend auf diätetische Maßnahmen (je nach Einzelfall, eiweiß- und kalorienreiche Kost, wobei Milch, Zitrusfrüchte und Tomaten gemieden werden sollten), Psychotherapien (nach Beendigung des akuten Schubs anzustreben) und Medikamente, die den Entzündungsprozeß stoppen sollen. Die medikamentöse Therapie ist vor allem eine rein symptomatische – zum Teil eine Langzeitbehandlung –, die sich auf die Gabe von Aminosalicylaten (SASP, 5-ASA), Glukokortikoiden, Immunsuppressiva (z.B. Azathioprin), Antibiotika und Antidiarrhoika beschränkt.

Dabei hängt die Medikamentenauswahl im wesentlichen von der Ausdehnung der Erkrankung, Lokalisation (bei M. Crohn), Schweregrad sowie von der Wirkung einer bereits früher angewandten Therapie ab.

Als Sulfonamid besitzt Salazosulfapyridin Indikation bei Colitis ulcerosa, Morbus Crohn, Strahlenproktitis und Stumpfkolitis. Im Darm wird es in Sulfapyridin und in 5-Aminosalizylsäure gespalten und wirkt dort antiphlogistisch, immunsuppressiv und bakteriostatisch. Bei leichten/mittelgradigen Schüben und zur anschließenden Rezidivprophylaxe ist eine Monotherapie mit Salazosulfapyridin meist ausreichend. Nebenwirkungen in Form von Blutbildveränderungen, Methämoglobinämien, Leberschäden, Halluzinationen und neurologische Beschwerden (Hör- und Geschmacksstörungen) können auftreten. Außerdem wurden Erythema multiforme, exfoliative Dermatitis und Lupuserythematodes-Syndrom beobachtet.

Bei mittelgradigen und schweren Schüben sind Glukokortikoide in Kombinaton mit Salazosulfapyridin indiziert. Evtl. werden zusätzlich Antibiotika, mit Ausnahme von Lincomycin und Clindamycin (Gefahr einer pseudomembranösen Colitis) verordnet.

1.4.1 Medikamentös-konservative Therapie bei chronischen Colitiden

Tab. 2: Zusammenstellung medikamentöser Therapie bei chronisch entzündlichen Darmerkrankungen.

Substanzen/Substanzgruppen	Wirkungsmechanismus
• Salazosulfapyridin (SASP) = eine Azo-Verbindung aus 5-Aminosalicylsäure und Sulfapyridin, die im Dickdarm bak-	Salicylate: antiinflammatorisch

Tab. 2: Fortsetzung

Substanzen/Substanzgruppen	Wirkungsmechanismus
teriell gespalten wird und nur dort ihre Wirkung entfalten kann. Aminosalicylate systemisch und/oder topisch; Suppositorien, Einläufe, Schaum bei Proktitis, linkseitiger Colitis • 5-Aminosalicylsäure (5-ASA) oral: Colitis ulcerosa und M. Crohn ->leichter bis mäßiger Befall und zur Rezidivprophylaxe (auch bei M. Crohn) Klysmen: Colitis ulcerosa -> bei leichtem Befall • Olsalazin = 5-ASA-Doppelmolekül • Glukokortikoide (Prednisolon u.a.) • systemisch: Colitis ulcerosa und M. Crohn -> Schwerer akuter Schub • topisch: Klysmen: Colitis ulcerosa ->bei linkseitigem Befall; verkapselte Form (oral)	 Corticosteroide: Hemmung der Leukotrienbiosynthese
• Azathioprin bei Colitis ulcerosa und M. Crohn zur Remissionserhaltung	immunsuppressive Zytostatica
• 6-Mercaptopurin • Metho-trexat	ungezielte Immunsuppression
• Metronidazol bei M. Crohn: Fisteln; Analregion	Antibiotika
• monoklonale Antikörper zur Blockierung von CD4-positive T-Lymphocyten (Helferzellen)	gezielte Immunsuppression
• Cyclosporin	Hemmung der Freisetzung von IL-2
• Zileuton® (= 5-Lipoxygenase-Inhibitoren)	Hemmung der Leukotrien-(LB4) – Biosynthese
• Antikörper gegen PAF	spezifische Hemmung von Einzelfaktoren der Entzündungskaskade
• Sucralfat	lokaler Schleimhautschutz
• Lidocain	Hemmung des autonomen Nervensystems
• Cromoglycinsäure	Hemmung der Histaminfreisetzung

Trotz vieler neuer Therapieansätze bei der Behandlung chronischer Colitiden ist bis heute die medikamentöse Standardtherapie mit Kortikosteroiden (z.B. 6-Methylprednisolon), 5-Aminosalizylate (wie Mesalazin oder Sulfasalazin)

1 Chronische Colitiden

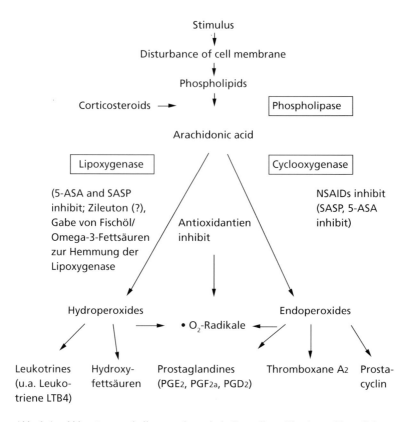

Abb. 6: Arachidonsäuremetabolismus: schematische Darstellung. Eine Auswahl von Substanzen, die Entzündungsmediatoren hemmen können und experimentell und klinisch untersucht werden oder wurden.

und Immunsuppressiva (z.B. Azathioprin) unverzichtbar geblieben; gerade im akuten Entzündungsschub und zur Remissionserhaltung sind sie die Mittel der Wahl. Auf der anderen Seite werden durch die Einnahme dieser Präparate, vor allem in hoher Dosierung über einen längeren Zeitraum hinweg, subjektive wie objektive Nebenwirkungen, die durch die Wirkungsweise der Substanzen zu erklären sind, beim Patienten in vielfältiger Weise ausgeprägt beschrieben.

Aus diesem Grund wurde und wird nach einer Erweiterung der therapeutischen Möglichkeiten geforscht, die additiv zu den herkömmlichen, konventionellen Präparationen eingesetzt werden können, mit dem Ziel, den Krankheitsverlauf positiv zu beeinflussen bzw. in kürzerer Zeit eine Besserung des akuten Beschwerdebildes, Reduzierung evtl. unerwünschter Wirkungen/Nebenwirkungen o.a. Medikamentengruppen (insbesondere auch hinsichtlich Dauer und Schweregrad der Nebenwirkungen) sowie einer Stabilisierung des klinischen Bildes in der Remissionsphase zu erreichen (Exazerbationen langfristig zu senken oder vermeiden).

Wenn man sich den günstigen Effekt nachstehend vorgestellter biologischer Therapieansätze zunutze machen könnte, wäre womöglich auch die eigentliche Standardmedikation niedriger zu dosieren.

1.4.2 Mögliche adjuvante Therapieansätze zur konventionellen Therapie bei chronisch entzündlichen Erkrankungen des Darms

- Diätetische Maßnahmen
- Mikrobiologische Therapie
- Enzym-Therapie
- Orthomolekulare Medizin, Nahrungsergänzungsmittel und andere Therapiemöglichkeiten
- Ausleitungs- und „Entgiftungs"-Therapien
- Spenglersan-Immun-Therapie

Diese verschiedenen Anwendungsverfahren sollten auf die individuelle Situation des Einzelnen angepaßt sein, richtig ausgewählt und aufeinander abgestimmt werden, um zur Entlastung der Regulationssysteme wie Kreislauf-, (Zell)-Stoffwechsel, Gewebe-, Hormon-, Nervensystem, Immunsystem sowie Stärkung derselben beizutragen.

Dabei sollen insbesondere die Ausscheidungs- und Entgiftungsorgane gezielt gestützt werden; des weiteren bedarf es einer Harmonisierung und Stabilisierung der seelisch-geistigen Kräfte sowie eine individuelle diätetische Führung des Einzelnen, begleitend zu allen anderen Behandlungsmaßnahmen.

1.4.2.1 Diätetische Maßnahmen; Verbesserung des Stoffwechsels durch Ernährungsumstellung

Die Bewertung einer Kost

Heute bietet uns die Industrie eine breite Nahrungspalette an. Die Ernährungsgewohnheiten des „modernen Menschen" haben sich im Laufe der Zeit geändert – parallel zu seinen Lebensumständen. Dazu wird heute von den Lebensmittelanbietern eine breite Nahrungspalette zur Verfügung gestellt.

1 Chronische Colitiden

Unser derzeitiges Lebensmittelangebot ist von dem natürlichen Angebot unserer Vorfahren (überwiegend pflanzliche Nahrung natürlichen Anbaus) weit weggekommen. Einerseits besteht ein Überangebot – nie gab es eine so breite Palette an Lebensmitteln und Geschmacksvarianten wie heute –, andererseits haben wir die falsche „Software" in uns, das falsche biologische Programm, um es gemäß der Zeit in Computersprache auszudrücken, welches dieses Überangebot zu verarbeiten hat.

Dies bedeutet, besondere Aufmerksamkeit auf die biologischen Eigenheiten des Körpers zu richten, angemessen an die genetische Ausstattung unseres Organismus. Die Frage dabei nach allgemein verbindlichen Regeln für die richtige Ernährungsweise läßt sich im Gegensatz zu den ernährungsabhängigen Erkrankungen, wie beispielsweise Diabetes mellitus, Gicht oder andere Stoffwechselstörungen u.a.m. bei den chronisch entzündlichen Darmerkrankungen – insbesondere Morbus Crohn und Colitis ulcerosa – schwer angeben, da jeder Patient bei diesen Krankheitsbildern auf die Kost sehr unterschiedlich reagiert.

Deshalb sollte die Ernährung auf jeden einzelnen Patienten individuell, bedarfsgerecht und für ihn verträglich abgestimmt werden.

Folgende Gesichtspunkte müssen dabei bei der Bewertung einer Kost berücksichtigt werden:

- energetischer Wert
- Proteine (essentielle Aminosäuren), Fette (essentielle Fettsäuren, Anteil gesättigter Fettsäuren und Cholesterolgehalt) und Kohlenhydrate
- Vitamine (insbesondere Vitamin C, Thiamin, Vitamin A; gegebenenfalls Niacin und Riboflavin)
- Mineralstoffe und Spurenelemente (insbesondere Fe und Ca)
- Ausnutzung und Zubereitung
- Ökonomie

Um einen zielgerechten Ernährungsplan und damit eine den Gesundungsprozeß unterstützende Ernährungsweise zu erreichen, sollte die Vollwertkost, die folgende Richtlinien beinhalten sollte, im Vordergrund stehen.

Weniger Zucker, zuckerhaltige Lebensmittel zugunsten von mehr Ballaststoffen/komplexe Kohlenhydrate (wenn Zucker als Süßungsmittel, dann Zuckerrübensirup, Honig oder Kandiszucker in Maßen).

Ausgereiftes Obst und Gemüse unzerkleinert säubern; Gemüse und Obst nicht zu sehr zerkleinern, weil dadurch ein höherer Vitaminverlust entsteht; wenn möglich, mit Schale verwerten, da sich unter der Schale die besten Nährstoffe befinden. Gemüse nur dann kochen, wenn es mit der Garflüssigkeit mitverzehrt wird, wie dies bei der Suppe der Fall ist. Gemüse dämpfen oder dünsten mit geschlossenem Deckel. Kurze Garzeiten einhalten, um möglichst viele Nährstoffe zu erhalten. Speisen nicht warm halten.

Frischkost zuletzt zubereiten. Zitrusfrüchte wie Apfelsinen, Mandarinen, Grapefruits, Pampelmusen und Zitronen auch entsprechende Säfte hieraus sowie Kohlsorten und Kraut – je nach Verträglichkeit.

Vollkorn-Getreide-Produkte, Kartoffeln. Keine Auszugsmehle, sondern besonders gutes Naturmehl verwenden; selbst mahlen bevorzugt – nur in Mengen nach Bedarf. Das ganze Korn sollte mit der Schale gemahlen werden. Getreidearten (Weizen, Roggen, Gerste, Hafer, Hirse, Dinkel, Mais, Reis) und daraus hergestellte Produkte wie Nudeln, Vollkornbrot, Knäckebrot, Zwieback, Müsli) abwechslungsreich einsetzen; Hülsenfrüchte (zurückhaltend).

Rohkost. Nicht fehlen sollte die Rohkost, die – je nach Reaktionslage des Verdauungssystems des Einzelnen in kleinen Portionen über den Tag verteilt – gut gekaut oder als „flüssige" Rohkost in Form von Säften eingenommen wird.

Tierische Nahrungsmittel. Fleisch (wenig) am besten gekocht oder gegrillt auf heißem Stein; möglichst nicht panieren und fritieren. Milch- und Milchprodukte mäßig – nach Verträglichkeit (Milchzucker-Milcheiweiß-Intoleranz); gesäuerte Milchprodukte wie z.B. Bioghurt, Biogarde, Bifighurt, Sanoghurt, Symbiolact werden in der Regel oft besser vertragen.

Fettverzehr. Naturbelassene Fette und Öle (Sauerrahmbutter, kaltgepreßte, unraffinierte Öle) anstelle von raffinierten Fetten und Ölen bevorzugen.

Gewürze. Keine zu scharfen Gewürze und mäßig würzen.

Flüssigkeitszufuhr. Besonders wichtig ist eine reichliche Flüssigkeitszufuhr.

Zu bevorzugen sind insbesondere Erzeugnisse aus kontrolliert-biologischem Anbau, frisch zubereitet und nicht konserviert.

Ziele der Vollwertkost [56]

Die Vollwertkost sollte eine Kost darstellen, die den vollen Wert der zusammengestellten Nahrungsmittel umfaßt, d.h. sämtliche Elemente enthält, die der Körper zum Aufbau, Schutz und zum Leben bzw. Überleben benötigt.

1 Chronische Colitiden

Es ist wichtig festzustellen, daß jede zu extreme Ernährungsweise, die sozusagen einen Gesundheitserfolg erzwingen soll, offensichtlich nicht so günstig ist. Als vorteilhaft hat sich eine natürliche, ausgewogene Ernährungsweise, die sich an dem Bedarf einer angepaßten Menge Energie orientiert, mit einem ausreichenden Angebot aller lebensfördernden, essentiellen Nährstoffe und einem hohen Gehalt an Ballaststoffen, bewährt.

Mit dem Ziel:
- bezüglich des Darms
  – Rückführung der Darmfunktion zu einem individuellen Optimum, intraluminarer Druck des Kolon ↑
  – Anregung der Verdauungskräfte und Verdauungssäfte
  – kürzere Passagezeit des Darminhalts
  – Darmkontakt mit potentiellen Kanzerogenen wird vermindert, toxische Stoffwechselprodukte werden absorbiert und aus dem Darm entfernt.
  – Die Absorption von Vitalstoffen wird verbessert.
  – ph-Wert-Senkung im Darm – Begünstigung der „Säuerungs"-Darmflora (Bifidobakterien, Laktobazillen), Begrenzung der Aktivität von Fäulniskeimen, Milieu-(pH-Wert)Lenkung im Darm in Richtung physiologischen Bereich; Stärkung des darmassoziierten Immunsystems.
- daß weniger tierische Fette zu einer sehr günstigen, cholesterinärmeren Ernährung beiträgt und damit auch zu einem besseren Verhältnis des Körpers zu allen Funktionen
- Erhöhung des Angebots an Mikronährstoffen (Vitamine, Mineralstoffe und Spurenelemente)
  – Regulierung des Säure-Basen-Haushalts. Die im Stoffwechsel entstandenen oder durch die Nahrung aufgenommenen Säuren werden neutralisiert und eliminiert.
  – Schutz gegen zunehmende Umweltbelastungen. Industriechemikalien, Pestizide (Co)-Kanzerogene, Schwermetalle, physikalische Einwirkungen (Elektrosmog, Geopathien) etc.
  – Entgiftende Wirkung, Inaktivierung und Eliminierung von Schwermetallen (wie Quecksilber [Amalgam], Blei, Arsen, Cadmium) aus dem Organismus
  – Radikalfänger, Antioxidationsfunktion; extrazellulär: Vitamin C, ß-Carotin, Harnsäure, L-Cystein, reduziertes Glutathion, Albumin, Transferrin, Metallothionein (Zn), Coeruloplasmin (Cu), nicht-enzymatische SCAVENGER (α-Tocopherol, Ascorbat) und enzymatische SCAVENGER/Superoxiddismutase (SOD): Cu-Zn-Form im Cytoplasma, Mn-Form in den Mitochondrien; Katalase, Selen-abhängige Glutathionperoxidase, Cytochrom-Oxidase-System (Cu, Fe).

Therapie chronisch entzündlicher Darmerkrankungen 1.4

– Schutz und Kontrollfunktion an Zellmembranen/Strukturen sowie andere Zellbestandteile (Enzyme, Hormone, Strukturproteine, Nukleinsäuren)
– Entblockierung und Aktivierung des Zellstoffwechsels (Intermediär-Stoffwechsel, Atmungskette)
– erhöhtes Oxidationsniveau in den Zellen und Geweben
– Verbesserung der O_2-Utilisation
– Wiederaufrichtung der Redoxpotentiale in den Zellen in Richtung Normbereich
– Immunstimulation und Immunmodulation
• Besserung der Lebensqualität, Harmonisierung und Stabilisierung der Psycho-Soma.

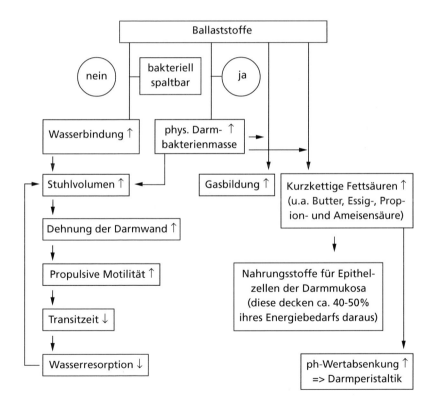

Abb. 7: Wirkungsweise der Ballaststoffe auf die Kolonfunktion (modifiziert n. Schindlbeck, N.E. [68]).

1 Chronische Colitiden

Tab. 3: Angaben der Anteile von KH/Stärke, Fetten, Eiweiße zu entsprechend aufgeführten Nahrungsmitteln.

Eiweiß		Ballaststoffe		Fett- und Fettsäuren			
Nahrungs-mittel	Gehalt g/100g	Nahrungs-mittel	Gehalt g/100g	Nahrungs-mittel (Durchschnitts-angaben bezogen auf je 100 g eßbarer Anteil)	Fett g	Fett-säure gesät-tigte %	Fett-säure mehr-fach unge-sättig-te %
Fleisch, Fisch, Geflügel	20,0	Weizenkleie	46,0	Sonnen-blumenöl	93	11	64
Kuhmilch, Joghurt, Buttermilch	3,5	Roggenvoll-kornbrot	8,6	Sonnenblumen-margarine	80	18	40
Käse	20-24,0	Roggen-knäckebrot	14,0	Olivenöl	93	14	9,0
Frischkäse	12-13,0	Haferflocken	9,6	Leinöl			
Hühnerei	ca. 7,0	Zwieback	5,3	Weizenkeimöl			
Gemüse	0,5-5,2	Vollkornnu-deln (gekocht)	4,5	Schweine-schmalz	100	42	10
Getreide	7-12,0	Bohnen (gegart)	7,6	Forelle	2	28	42
Getreide-keimlinge	ca. 27,0	grüne Erbsen (gegart)	5,5	Seelachs	1	44	42
Obst	0,2-1,2	Linsen (gegart)	2,9	Makrele	11	45	30
Mandeln, Nüsse	13-20,0	Blumenkohl (roh)	2,8	Rind (Roastbeef)	10	52	3
Vollkornnudeln	ca.15,0	Rosenkohl (roh)	4,5	Schweinefleisch (Filet)	12	41	12
		Weißkohl (roh)	3,0	Salami	52	41	10
		Rotkohl (roh)	2,6	Bockwurst	24	34	11
		Möhren (roh)	3,0	Weißwurst	28	42	10
		Brokkoli (roh)	3,2	Trinkmilch	3,5	64	4
		Kartoffeln (roh)	2,0	Schlagsahne 30%	30	65	4
		Kohlrabi (roh)	1,5	Speisequark 40%	11	65	4
		Kiwi	4,0	Schmelzkäse 20%	10	65	4
		Johannis-beeren	3,6	Butterkäse 50%	28	65	4
		Heidelbeeren	4,8	Edamer 30%	16	65	4
		Erdbeeren	2,0	Tilsiter 45%	28	65	4
		Äpfel	2,4	Walnüsse	63	12	72
		Orangen	2,2	Haselnüsse	62	6	14
		Bananen	2,0	Erdnüsse	48	16	33
		Pflaumen	1,8				
		Pfirsiche	1,8				
		Mandeln	9,9				
		Haselnüsse	7,5				
		Erdnüsse	7,2				
		Walnüsse	4,5				

Therapie chronisch entzündlicher Darmerkrankungen 1.4

Vorkommende Vitamine, Mineralstoffe und Spurenelemente, Funktionen

Tierisch-pflanzliche Nahrungsmittel

Die wasserlöslichen Vitamine C, B_2, B_2, B_6, B_{12} sind bevorzugt in frischen Früchten, Gemüse und Salat enthalten (pflanzliche Nahrungsmittel).
Die fettlöslichen Vitamine E, D, K, A werden dem Organismus vor allem über tierische Nahrungsmittel zugeführt.

Tab. 4: Wichtige Quellen von Vitaminen.

Vitamine	Wichtige Quellen	Funktionen
Vitamin D (*Calciferol*)	Fischleberöl, Butter, Margarine, Eidotter, Leber und Sonnenlicht	Die meisten Vitamine wirken als Coenzyme und haben somit co-katalytische Funktionen. Sie sind bei vielen enzymatischen Stoffwechselreaktionen notwendig. Vitamine, deren Coenzymcharakter nicht bewiesen ist, sind essentielle Stoffe bei der Biosynthese körpereigener Substanzen. Sie können oft auch als prosthetische Gruppe wirken. Einige Vitamine werden im Körper in die als Coenzym wirksame Form umgewandelt.
Vitamin E (*Tocopherol*)	Pflanzliche Öle, Margarine, Blattgemüse, Eidotter, Vollkornprodukte und Nüsse	
Vitamin C (*Ascorbinsäure*)	Kartoffeln, Obst und Gemüse	
Vitamin A (*Retinol*)	Leber, grünes Blattgemüse, Fischleberöl, Palmöl, Butter, Margarine und Eidotter	
Betacarotin	Grünes Blattgemüse, Möhren und andere orangefarbene Gemüse	
Vitamin B_1 (*Thiamin*)	Vollkornprodukte, Fleisch, Bohnen, Nüsse und Hefe	
Vitamin B_2 (*Riboflavin*)	Eier, Milch, Käse, Huhn, Innereien, Seetang, Mandeln, Champignons, grüne Blattgemüse, Weizenkeime und Hefe	
Vitamin B_3 (*Nikotinsäure*)	Fisch, Fleisch, Innereien, Vollkornprodukte, Erdnüsse und Hefe	
Vitamin B_5 (*Pantothensäure*)	Vollkornprodukte, Hülsenfrüchte, Eidotter, Innereien, Fleisch und Hefe	
Vitamin B_6 (*Pyridoxin*)	Innereien, Vollkornprodukte, Fisch, Hülsenfrüchte, Bananen und Hefe	
Vitamin B_{12} Myelinscheiden (*Cobalamin*)	Fisch, Fleisch, Innereien, Milchprodukte, blauer Schimmelkäse und Eier	
Biotin	Eidotter, Fleisch, Innereien, Fisch, Hülsenfrüchte, brauner Reis, Nüsse und Hefe	
Folsäure	Blattgemüse, Hülsenfrüchte, Reis, Weizen, Obst, Innereien und Hefe	

1 Chronische Colitiden

Tab. 5: Wichtige Quellen von Mineralstoffen und Spurenelementen.

Mineralstoffe/ Spurenelemente	Wichtige Quellen	Funktionen
Zink	Austern, Fisch, Fleisch, Innereien, Gemüse, Vollkornprodukte, Milch, Eidotter und Hefe	Die meisten Mengen- und Spurenelemente spielen bei katalytischen Vorgängen im Körper eine regulierende Rolle: • als Enzymaktivatoren; so benötigen z.B. alle Kinasereaktionen (d.h. alle Phosphatverschiebungen) Magnesium-Ionen; Enzyme wie die Isocitratdehydrogenase werden u.a. durch Mg^{2+} und Mn^{2+}, zahlreiche Peptidasen durch Mangan-Ionen aktiviert • als Metalloenzyme oder als nicht enzymatische Metalloproteine
Kupfer	Innereien, Vollkornprodukte, Nüsse, Hülsenfrüchte, Eidotter und Fisch	
Magnesium	Grüne Blattgemüse, Nüsse, Vollkornprodukte, Hülsenfrüchte und Fisch	
Mangan	Vollkornprodukte, Nüsse, Gemüse, Hülsenfrüchte, Obst, Kaffee und Seetang	
Selen	Knoblauch, Fisch, Innereien, Gemüse, Milch, Vollkornprodukte und Nüsse	
Chlor	Salz, Seetang, Fischprodukte und Fleisch	
Chrom	Vollkornprodukte, Milchprodukte, Käse, Eier, Fleisch, Fisch und Schalentiere, grüne Blattgemüse, Obst- und Bierhefe	
Eisen	Innereien, Seetang, Muscheln, grüne Blattgemüse, Nüsse und Vollkornprodukte	
Jod	Schalentiere und Muscheln, Fisch, Seetang und mit Jod angereichertes Salz	
Kalium	Kartoffeln, Gemüse, Obst, Nüsse, Milch und Vollkornprodukte	
Kalzium	Bohnen, Milch(produkte), Käse, Hülsenfrüchte, Gemüse und Obst	
Natrium	Salz, Käse, Milch, Brot und Butter (fast alle bearbeiteten Produkte enthalten Natrium)	
Phosphor	Fleisch, Innereien, Geflügel, Fisch, Milch, Käse, Eier, Vollkornprodukte, Hülsenfrüchte und Nüsse	

Essentielle Fettsäuren (engl.: essential fatty acids – EFA)

EFA sind bestimmte ungesättigte Fettsäuren, die der Körper nicht selbst synthetisieren kann, die er aber benötigt. Man unterscheidet Omega-3- und Omega-6-Fettsäuren.

Die wichtigsten Omega-3-Fettsäuren (aus Fischöl) sind Eicosapentaensäure und Docosahexaensäure. Die wichtigsten Omega-6-Fettsäuren (pflanzlichen Ursprungs beispielsweise im Walnuß-, Weizenkeim-, Sonnenblumen- und Distelöl) sind Linolsäure und Linolensäure.

Therapie chronisch entzündlicher Darmerkrankungen 1.4

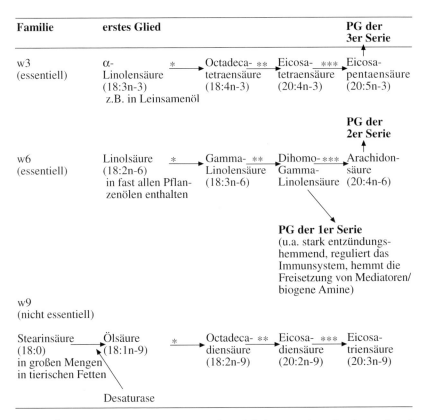

Abb. 8: Überblick über die Stoffwechselwege der mehrfach ungesättigten Fettsäuren w3-, w6- und w9-Familien.
*Delta-6-Desaturase: Einbau einer Doppelbindung
**Elongase: Kettenverlängerung
***Delta-5-Desaturase: Einbau einer Doppelbindung

Die essentiellen Fettsäuren haben offenbar mehrere Funktionen, diese sind:
- die hypolipämische Wirkung
- die Funktion als Struktur-Bestandteile von Membranen. EFA sind Bestandteile von Phosphatiden der zytoplasmatischen und intrazellulären Membranen und für eine normale Membranstruktur und -funktion unerläßlich. Auf eine mangelnde Membranstabilität sind einige Symptome des EFA-Mangels zurückzuführen (Haut/Schleimhautläsionen, Kapillarfragilität u.a.). Am deutlichsten treten Membranschäden an den Mitochondrien zutage (Schwellungen, Erhöhung der Fragilität und Beinträchtigung der enzymatischen Funktionen der Mitochondrien).

1 Chronische Colitiden

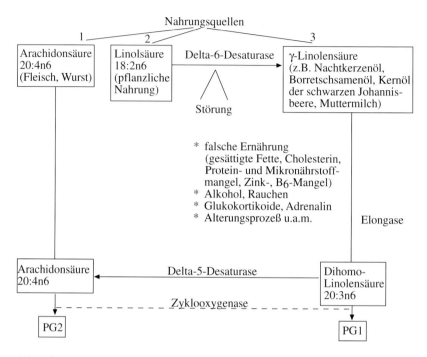

Abb. 9: Schematische Darstellung des Biosyntheseweges von Prostaglandinen aus den verschiedenen Nahrungsfetten und -ölen.

- Sie sind Vorläufer der Synthese von Prostaglandinen, Prostacyclinen, Thromboxane und Leukotriene.

Einen Überblick über die Stoffwechselwege der mehrfach ungesättigten Fettsäuren w3-, w6- und w9-Familien zeigt Abbildung 8.

Diätetische Beeinflussung des Stoffwechsels der essentiellen w6-Fettsäuren. Dihomo-γ-Linolensäure ist Ausgangssubstanz der Serie-1-Prostaglandine als auch der Arachidonsäure, der Ausgangssubstanz der Serie-2-Prostaglandine, Thromboxane und Leukotriene.

Nahrungsquellen:

- 1 = tierische, arachidonsäurereiche Nahrung, beispielsweise Schweinefleisch
- 2 = vegetarische, linolsäurereiche Nahrung mit möglicher Zufuhr von γ-Linolensäure in Distelöl (< 0,5% der Fettsäuren), Borretschöl (25%), Samenöl der roten (4-6%) und schwarzen Johannisbeere (15-19%);

Therapie chronisch entzündlicher Darmerkrankungen 1.4

- 3 = diätetische Nahrungsanreicherung mit γ-Linolensäure durch Samenöle der Nachtkerze (Oenothera biennis; etwa 10%) oder der schwarzen Johannisbeere; 1-3 = menschliches Kolostrum oder reife Muttermilch (Arachidonsäure 0,71% bzw. 0,40, Linolsäure 7,82% bzw. 10,75%, γ-Linolensäure 0,34% bzw. 0,35% und Dihomo-γ-Linolensäure 0,49% bzw. 0,31% der Gesamtlipide)
(Quelle: modifiziert nach Prof. Plewig, Dr. Melnik)

Ernährungsvorschlag bei chronisch entzündlichen Darmerkrankungen (Morbus Crohn, Colitis ulcerosa)

Im akuten Entzündungsschub chronischer Colitiden ist eine parenterale oder enterale Ernährung mit Elementardiät (Astronautenkost) oft unerläßlich.

Nach Besserung der Entzündungsaktivität kann mit dem Kostaufbau vorsichtig begonnen werden.

Bei fast allen Darmerkrankungen ist eine Schonkost angebracht. Sie sollte reizarm sein, leicht verdaulich unter Voraussetzung der richtigen Lebensmittelauswahl und man sollte die günstigste Zubereitungsform wählen (z.B. dünsten); Einnahme der Mahlzeiten in kleinen Mengen über den Tag verteilt – alles in Maßen. Auf die Verträglichkeit der Speisen sollte geachtet werden. Bei Unverträglichkeiten sollte man dieselben absetzen und nach einer Karrenz von etwa 6-8 Wochen zur Überprüfung evtl. beschwerdeauslösender Symptomatiken wieder einnehmen.

Ernährungsplan – Vorschlag Colitis ulcerosa

Frühstück

empfehlenswert:
- Knäckebrot (z.B. Roggen)
- Naturjoghurt
- ein Apfel oder eine Banane
- Honig
- Qualitätsmarmelade
- Geflügelwurst (leicht)
- Käse (leicht), z.B. Schafskäse, Ziegenkäse
- Sauerrahmbutter

nicht empfehlenswert:
- Müsli (?)
- Vollkornbrot (vorerst)

1 Chronische Colitiden

- Zitrusfrüchte
- Weißbrot
- Schwarztee
- Kaffee
- raffinierte Zucker
- Süßstoff
- fette Wurst oder fetter Käse

zu empfehlende Getränke:
- Kamillen-, Früchte-, Salbeitee (mit Honig süßen)
- Wasser, Gemüsesaft

Mittagessen

empfehlenswert:
- faserreiche Kost, vor allem Gemüse (gedünstet/gedämpft)
- zu den Salaten Keimlinge hinzugeben
- Zurückhaltung bei Hülsenfrüchten und aus Getreide hergestellten Produkten (Klößchen, Vollkornteigwaren)
- Geflügel
- Fisch
- Salate (mit Essig und kaltgepreßtem Öl anmachen) und Keimlinge

nicht empfehlenswert:
- siehe unter M. Crohn, Seite 44
- zu heißes Essen
- zu viele Soßen

zu empfehlende Getränke:
- siehe Frühstück

Nachmittag

- Naturjoghurt
- Knäckebrot
- Banane, Apfel
- Tee, Wasser

Abendessen

empfehlenswert:
- Knäckebrot (z.B. Roggen)
- Geflügelwurst

- Käse (leicht)
- Quark oder Naturjoghurt (falls verträglich)
- Sauerrahmbutter
- Rohkost nur in Form von Salat zu sich nehmen (angemacht mit Essig und kaltgepreßtem Öl)

nicht empfehlenswert:
- siehe unter M. Crohn, Seite 45
- roher Paprika
- vorerst Vollkornbrot (Weizen)

zu empfehlende Getränke:
- Wasser
- evtl. Buttermilch (falls verträglich)
- Tee
- Gemüsesaft

Es sollten über den Tag verteilt bis zu 3-4 Liter täglich getrunken werden. Primär sollte die Kost aus Gemüse bestehen (schlackenreich) neben „leichter" Getreidekost und Obst. Genußgifte wie Alkohol und Nikotin etc. sind zu meiden. Der Patient sollte täglich auf die Verträglichkeit der eingenommenen Kost achten sowie regelmäßiges Trinken nicht vergessen. Außerdem sollten regelmäßige Essenszeiten eingehalten werden.

Ernährungsplan – Vorschlag Morbus Crohn

Die Mahlzeiten müssen regelmäßig eingenommen werden, das Abendessen bis spätestens 18.00 Uhr. Bei späterem kleinen Hunger am Abend z.B. einen Naturjoghurt oder etwas Obst (Apfel) essen. Die Kost sollte primär aus Ballaststoffen bestehen.

Frühstück

empfehlenswert:
- Müsli mit Quark
- Vollkornbrot oder Brötchen
- Diätpflanzenmargarine
- Zuckerrübensirup (in Maßen!)
- Qualitätsmarmelade oder Honig
- Geflügelwurst (leicht)
- Käse (mager)

- Sauerrahmbutter
- ein Apfel oder eine Banane für das zweite Frühstück

nicht empfehlenswert:
- Weißbrot
- Schwarztee
- Kaffee (Röstprodukte)
- raffinierte Zucker
- Süßstoff
- fette Wurst oder Käse

zu empfehlende Getränke:
- Kamillen-, Früchte-, Salbeitee (mit Honig süßen)
- Wasser, 1 Glas Milch, Vitaminsaft oder Gemüsesaft

Mittagessen

empfehlenswert:
- Salate (Gemüse-Rohkostsalat, Blattsalate; mit Essig und kaltgepreßtem Pflanzenöl oder mit Joghurt anmachen, keine Fertigsaucen) und Keimlinge
- Gemüse, Keimlinge (sehr eiweißhaltig)
- Hülsenfrüchte
- Vollkorn-Gemüse-Frikadellen
- Vollkornteigwaren/Reis
- Geflügel (nicht paniert)
- Fisch
- Obst oder Joghurtnachspeisen

nicht empfehlenswert:
- aufgewärmtes, zu stark oder zu lang gekochtes Gemüse
- fette Gerichte
- Eingebranntes/Paniertes
- Fertigsoßen
- Dosenkost
- Schweinefleisch/Rindfleisch
- Essen aus der Mikrowelle
- Glutamat, Konservierungsstoffe, Farbstoffe, Stabilisatoren
- raffinierte Zucker, scharfe Gewürze

zu empfehlende Getränke:
- Wasser
- Tee (s. Frühstück)

Abendessen

empfehlenswert:
- Vollkornbrot
- Geflügelwurst
- Käse (leicht)
- Naturjoghurt
- Sauerrahmbutter
- Rohkost
- Salate (siehe Mittagessen)

nicht empfehlenswert:
- fette oder geräucherte Wurst oder Käse
- Weißbrot

zu empfehlende Getränke:
- Wasser
- Buttermilch
- Tee

Es ist wichtig, das Mittagessen abwechslungsreich zu gestalten. Der Hunger zwischendurch sollte z.b. mit einem Müsliriegel, Obst oder Joghurt gestillt werden. Das regelmäßige Trinken den Tag über darf nicht vergessen werden. Wenn möglich, sollten bis zu 3-4 Liter über den Tag verteilt getrunken werden. Primär sollte ballaststoffreiche Kost, vor allem Getreide zu sich genommen werden, neben Obst und Gemüse. Alkohol sowie andere Genußmittel sind strikt zu meiden.

1.4.2.2 Mikrobiologische Therapie

Hierbei geht es um einem immunologischen Therapieansatz mit mikrobiellen Präparationen, die lebende und/oder abgetötete Mikroben einschließlich deren Bestandteilen und Stoffwechselprodukte enthalten.

Es handelt sich dabei in den meisten Fällen um Mikroben, die zur physiologischen Flora des Menschen gehören.

Zu den Substanzen, die aus Bakterien gewonnen werden, sind unter anderem auch die „Spenglersan Kolloide", sogenannte mikrobiologische Immunmodulatoren, zu zählen.

1 Chronische Colitiden

Allgemeine Grundlagen – Mensch und Mikrobe im ökologischen System

Jeder einzelne Mensch existiert in Lebensgemeinschaft mit bis zu 500 verschiedenen Mikrobenarten. Deren Besiedelung bestimmter Körperabschnitte (resistente und transiente Bakterienflora) ist, je nach Körperregion (auf Haut und Schleimhäute des Gastrointestinaltraktes, des Respirationstraktes, Urogenitaltraktes) bezogen auf Keimgehalt/Quantität, Zusammensetzung und metabolischen Aktivitäten der einzelnen Keimgattungen, unterschiedlich – aber durchaus charakteristisch.

Zwischen den einzelnen Keimarten/Bakterienstämmen – innerhalb der Mikroflora und zwischen Flora und Makroorganismus (System „Mikroflora-Wirtsorganismus") – besteht normalerweise ein harmonisch aufeinander abgestimmtes stabiles ökologisches Gleichgewicht. Das „Zusammenspiel" aus Darmbakterien, Zellen der Darmschleimhaut und speziellen Abwehrzellen ist ein natürliches Schutzsystem gegen die permanente Antigenexposition im Darm (siehe auch „Wandbau und Staffelung der Abwehrbarrieren im Magen-Darmtrakt", Seite 47).

Verantwortlich für die Aufrechterhaltung eines stabilen ökologischen Gleichgewichts innerhalb der Darmflora sind Regelmechanismen, die auf Interaktionen zwischen Wirtsorganismus und Mikroflora oder auf Wechselwirkungen der Darmkeime untereinander beruhen [6, 10, 13, 59, 60, 74, 75]. Die Zusammensetzung der Artenvielfalt und Quantität der physiologisch im Darm lebenden Mikroorganismen ist unter anderem abhängig von:

- der Wirksamkeit der Verdauungsvorgänge/Sekretionsleistung der Verdauungsdrüsen/-organe (Mundspeicheldrüse, Magen, Darm, Pankreas, Leber, Galle),
- der Verweildauer der Nahrung im Darm (Stagnation und Passagezeit),
- der Art der Nahrung, die der Fäulnis/Gärungsbildung ausgesetzt ist, und
- der Stärke der Abwehrleistung des Immunsystems (unter anderem sekretorisches IgA).

Eine Verschiebung des ökologischen Gleichgewichts der Schleimhaut-Normalflora durch einzelne oder mehrere oben angeführte Faktoren können potentiell pathogene Keimarten, fakultativ pathogene Keime (dies ist beispielsweise der Fall beim Pilz Candida albicans oder Enterobakterien [wichtige Vertreter wie Escherichia coli, Proteus, Enterobacter, Providencia, Serratia, Klebsiella pneumonie]) oder auch physiologische Keime der Standortflora (residenten Flora) durch für sie bessere Wachstumsmöglichkeiten wuchern.

Ein derart gestörtes ökologisches Gleichgewicht führt dann unter Umständen zu Erkrankungen.

Therapie chronisch entzündlicher Darmerkrankungen 1.4

Grundprinzip des Aufbaus des Verdauungsschlauches – Wandbau (schematisch) und Staffelung der Abwehrbarrieren im Magen-Darm-Trakt

Mit einer Gesamtfläche von ca. 250 m² stellt der Darm des Menschen die größte Kontaktfläche zur Außenwelt dar (im Vergleich hierzu die Hautoberfläche mit ca. 2 m² und die Lungenoberfläche mit 80 m²).

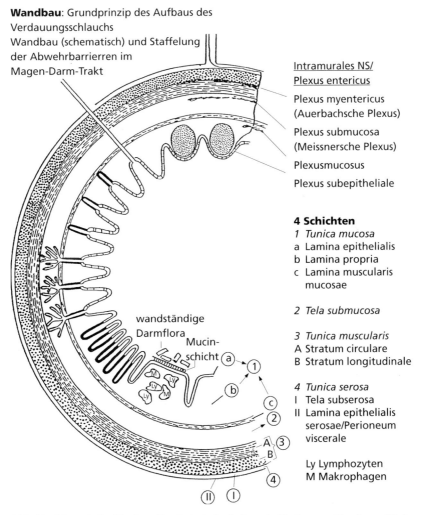

Abb. 10: Schematischer Wandbau, Grundprinzip des Aufbaus des Verdauungsschlauches und Staffelung der Abwehrbarrieren im Magen-Darm-Trakt.

1 Chronische Colitiden

In der Schleimhaut des Darmes befindet sich ein Großteil des Immunsystems (GALT – gut associated lymphoid tissue), welches eine wichtige Rolle für die Immunsituation des gesamten Organismus spielt.

Unspezifische Abwehrfaktoren: Mikroflora, antimikrobielle Substanzen wie Lysozym, das Epithel, Makrophagen, Mastzellen, Granulozyten.

Spezifische Schutzfaktoren wie: Lymphozyten (intraepitheal; in der Lamina propria; solitäre Lymohfollikel, Folliculi lymphatici aggregati/Peyersche Plaques, mesenteriale LK); Plasmazellen, sekretorische Immunglobuline (sIgA).

Unterschiede im Aufbau der Wandschichten zwischen Dünndarmabschnitten und Dickdarm

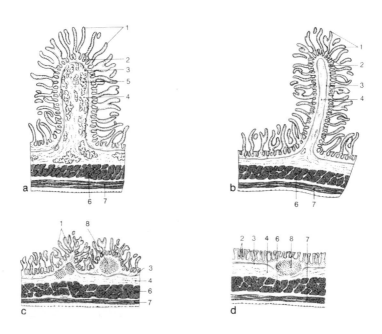

Abb. 11: Unterschiede im Aufbau der Wandschichten zwischen Dünndarmabschnitten und Dickdarm; a) Duodenum, b) Jejunum, c) Ileum, d) Kolon; 1 = Zotten, 2 = Krypten, 3 = Lamina muscularis mucosae, 4 = Tela submucosa, 5 = Glandulae duodenales, 6 = Tunica muscularis, Stratum circulare, 7 = Tunica muscularis, Stratum longitudinale, 8 = Folliculus lymphaticus (im Ileum Folliculi lymphatici aggregati), Schema (Quelle: Leonhardt, H.; Histologie, Zytologie und Mikroanatomie des Menschen, Taschenlehrbuch der gesamten Anatomie, Band 3. 5. neubearb. Auflage. Thieme, Stuttgart 1977)

Differentialdiagnose des Magen-Darm-Traktes

Tab. 6: Differentialdiagnose des Magen-Darmtraktes.

	Magen	Duodenum	Jejunum	Ileum	Kolon	Appendix
hochprismatisches Epithel	+	+	+	+	+	+
Plattenepithel	ø	ø	ø	ø	ø	ø
Becherzellen	mukoide Zellen	(+)	(+)	(+)	+++	++
Panethsche Zellen	ø	+	++	++	ø	ø
enterochromaffine Zellen	Pars pylorica	+	+	(+)	(+)	(+)
Falten	ø	+	+	ø	ø	ø
Zotten	ø	+	+	+→ø	ø	ø
Krypten	Foveolae etc.	+	+	+	+	+
submuköse Drüsen	ø	Brunnersche Drüsen	ø	ø	ø	ø
Lymphonoduli	+ einzelne Solitärfollikel/ Lymphansammlung, Lamina propria	(+) einzelne Lymphfollikel der Lamina propria	(+) einige Lymphnoduli solitarii	+++ Lymphfollikelanhäufung – Noduli lymphatici aggregati oder Peyersche Plaques. Diese Follikel aggregati liegen in der Lamina propria der Mukosa; können die Muscularis mucosae durchbrechen und in die Submukosa hineinragen.	++ Solitärfollikel	++
Serosa	+	(+)	+	+	+	+
Adventitia	ø	+	ø	ø	ø	ø

1 Chronische Colitiden

Normalflora – wichtige Normalbewohner der Haut, des Mund- und Respirationstraktes, des Urogenitaltraktes und des Intestinaltraktes

Normale Hautflora:
- nicht hämolytische Streptokokken
- nicht hämolytische Staphylokokken
- Laktobazillen
- Enterokokken
- Pneumokokken
- evtl. Coli-Bakterien, Pilze
- apathogene Mykobakterien
- Diphtheroide Bakterien

Normale Flora des Mundes, der Nase und des Respirationstraktes:
Mund:
- α-hämolytische Streptokokken
- Neisserien (apathogene)
- Neillonellen
- Actinomyces
- Diphteroide Bakterien
- Sproßpilze
- evtl. Laktobazillen
- Fusobakterien und Spirochäten

Pharynx und Trachea:
- α-hämolytische und nicht hämolytische Streptokokken
- Staphylokokken
- Pneumokokken
- Coryne Bakterien
- Neisserien
- Hämophilus-Bakterien
- Veillonellen

Normale Flora des Urethra:
- Enterokokken
- nicht hämolysierende Staphylokokken (Staphylococcus epidermid.)
- evtl. Bacteroides

Normale Flora der Vagina:
- Streptokokken
- Clostridien

- Listerien
- evtl. Bacteroides
- aerobe Laktobazillen (Döderleinsche Stäbchen)

Normale Flora der Konjunktiva:
- Neisserien
- Diphteroide Bakterien
- evtl. Streptokokken und nicht hämolyt. Staphylokokken

Physiologische Flora des Intestinaltraktes:
Hauptflora – obligat anaerobe Keime, bis zu 90%:
- Bacteroides
- Bifidobakterien u.a.

Begleitflora – obligat aerobe oder fakultativ anaerobe Keimgattungen:
- E. coli-Gruppe
- Enterokokken (Streptococcus faecalis)

Restflora – ca. < 1%:
andere Enterobakterien wie:
- Proteus
- Klebsiella
- Enterobacter
- Providencia
- Serratia

daneben:
- Clostridien
- Staphylococcus
- Hefepilze wie Candida oder Geotrichum

Stoffwechselphysiologische Eigenschaften relevanter Keimgattungen/-arten des Intestinaltraktes [82]

E. coli-Biovare:

Bei E. coli-Biovaren handelt es sich um laktose-negative Stämme; Stämme, die Hämolysin, Toxin bzw. Schleimkapseln (M-Formen) ausbilden können. Stoffwechselphysiologisch verhalten sich E. coli-Biovaren wie andere E. coli-Stämme. Sie sind imstande, sowohl Kohlenhydrate als auch Eiweiß zu verwerten. Die Stimulation der Körperabwehr ist unterschiedlich stark ausgeprägt. Bei R-Mutanten ist sie besonders stark (Verwendung als Autovakzine).

1 Chronische Colitiden

Tab. 7: Stoffwechselphysiologische Eigenschaften relevanter Keimgattungen/-arten des Intestinaltraktes.

	Normal-bereich	Gram	Form	Stoffwechselphys. Eigenschaften	Aufgaben innerhalb der Darmflora
Obligat anaerobe Keimgattungen					
Bacteroides	log 9-11	(-)	S	• Verwertung von Kohlenhydraten Verwertung von Eiweiß (ph-neutral) • ph-Optimum: 7-8	• Wichtiger Träger der Kolonisationsresistenz • Nährstoffversorgung der Dickdarmschleimhaut durch Produktion kurzkettiger Fettsäuren
Bifidobakterien	log 9-11	(+)	S	• Verwertung von Kohlenhydraten (reine Säuerungsflora) • ph-Optimum: um 6	• Wichtiger Träger der Kolonisationsresistenz • Antagonist der Fäulnisflora • Neutralisierung alkalischer Stoffwechselprodukte • Nährstoffversorgung der Dickdarmschleimhaut durch Produktion kurzkettiger Fettsäuren
Clostridien	< log 5	(+)	S	• Verwertung von Eiweiß und Fett (Fäulnisflora)	• Alkalisierung des Darminhalts Leberbelastung und Schädigung der Darmschleimhaut durch Produktion toxischer/subtoxischer Stoffwechselprodukte • Steroidtransformation durch NDH-Clostridien • pathogene Vertreter: C. perfringens, C. difficile

Erläuterungen: (-) = gramnegativ, (+) = grampositiv, S = Stäbchen, K = Kokken

Tab. 7: Fortsetzung.

	Normal-bereich	Gram	Form	Stoffwechselphys. Eigenschaften	Aufgaben innerhalb der Darmflora
Obligat aerobe/fakultativ anaerobe Keimgattungen					
E. coli	log 6-7	(-)	S	• Verwertung von Kohlenhydraten • Verwertung von Eiweiß	• Alkalisierung des Darmmilieus bei erhöhtem Eiweißangebot im Dickdarm (= Leberbelastung) • Ansäuerung des Darmmilieus bei erhöhtem Kohlenhydrat-angebot im Dickdarm (= Gasbildung) • Stimulation der Körperabwehr • Milieubereitung für obligat anaerobe Keime
Klebsiellen, Enterobacter, Citrobacter, Proteus, Hafnia	< log 4	(-)	S	• Verwertung von Kohlenhydraten • Verwertung von Eiweiß (Fäulnisflora)	• vorwiegend Alkalisierung des Darmmilieus • Leberbelastung und Schädigung der Darmschleimhaut durch Produktion toxischer/subtoxischer Stoffwechselprodukte
Pseudomonas	< log 4	(-)	S	• Verwertung von Kohlenhydraten • Verwertung von Eiweiß (Fäulnisflora)	• vorwiegend Alkalisierung des Darmmilieus • Leberbelastung und Schädigung der Darmschleimhaut durch Produktion toxischer/subtoxischer Stoffwechsel-produkte
Enterokokken	log 6-7	(+)	K	• Verwertung von Kohlenhydraten (Säuerungsflora) • Verwertung von Eiweiß	• vorwiegend Ansäuerung des Darmmilieus • Antagonist der Fäulnisflora (besonders im Dünndarm) • Träger der Kolonisationsresistenz im Dünndarm • Stimulation der Körperabwehr
Laktobazillen	log 5-7	(+)	S	• Verwertung von Kohlenhydraten • reine Säuerungsflora • ph-Optimum: um 6	• Ansäuerung des Darmmilieus Antagonist der Fäulnisflora (besonders im Dünndarm) • Neutralisierung alkalischer Stoffwechselprodukte Wichtiger Träger der Kolonisationsresistenz im Dünndarm • Makrophagenaktivierung

1 Chronische Colitiden

Physiologische Aufgaben der Darmflora

Die Bakterien der Darmflora erfüllen wichtige Aufgaben für den Wirtsorganismus:

- Unter anderem sorgen die Mikroorganismen dafür, daß die für den menschlichen Organismus unverdauliche Zellulose und andere unverdauliche Kohlenhydrate aus der Nahrung verwertet werden.
- Im wesentlichen entstehen kurzkettige Fettsäuren als Endprodukte des bakteriellen Kohlenhydrat- und Proteinabbaus (L-Milchsäure, Buttersäure, Essigsäure, Propionsäure):
    - Nahrungsstoffe für die Kolonozyten (decken ca 40-50% ihres Energiebedarfs ab).
    - ph-Wert-Absenkung; Peristaltikanregung [68].
    - Außerdem scheinen die kurzkettigen Fettsäuren eine fördernde Wirkung auf die Durchblutung der Darmschleimhaut zu haben.
- Sie synthetisieren Vitamine (Vitamin K, Biotin, Folsäure, Vitamin $B_{12,}$ Pantothensäure, Nikotinsäureamid).
- Sie gewährleisten die sogenannte „Kolonisationsresistenz" [78], indem die Mikroorganismen im Darm verhindern, daß sich pathogene Keime an der Schleimhaut ansiedeln und vermehren können [6, 37, 60]; der antagonistische Effekt der autochthonen Darmflora beruht auf folgenden Mechanismen:
    - Hemmung der Ansiedelung pathogener Erreger durch Besetzen der Rezeptoren an den Zellen der Darmschleimhaut und dichte Besiedelung der aufgelagerten Muzinschicht [11, 21, 64]
    - Wachstumshemmung pathogener Erreger durch Produktion und Freisetzung mikrobizid oder mikrostatisch wirkender Substanzen wie beispielsweise kurzkettiger Fettsäuren, Wasserstoffperoxid, Antibiotika [11, 31, 32, 76].
    - Konkurrenz um Nährstoffe und Vitamine.
    - Absenkung des ph-Wertes durch Freisetzung saurer Stoffwechselprodukte (z.B. Milchsäure, Essigsäure) [31, 60, 72] durch Bifidobakterien oder Laktobazillen, was zu einer Milieuverschlechterung für Fäulnisbakterien und zu einer Begünstigung von Säurebildnern führt.

Träger der Kolonisationsresistenz sind unter anderem anaerobe Keime der Gattungen Bacteroides und Bifidobakterien; daneben scheinen an der Aufrechterhaltung der mikrobiellen Barriere im Intestinum auch Laktobazillen, Escherichia coli und Enterokokken beteiligt zu sein [12, 17, 80]. Die Untersuchung des Anteils dieser Keimgattungen an der Faecalflora erlaubt Rückschlüsse auf die Kolonisationsresistenz.

Therapie chronisch entzündlicher Darmerkrankungen 1.4

Eine weitere wichtige Aufgabe der Darmflora besteht in der Stimulation/ Modulation der GALT [3, 7, 51, 59, 78].

Informationen über antigene Eigenschaften der endogenen Mikroflora wirken auf das darmassoziierte Immunsystem ständig stimulierend und schulend, als ein Reiz (immunogener Stimuli), der u.a. die Bildung von Antikörpern provoziert. Neben der Lymphozytenaktivierung kommt es in subepithelialen Schichten der Darmmukosa zu einer Stimulation von Phagozyten sowie zur Zytokinfreisetzung, was ubiquitär zu vermehrten Abwehrleistungen führt.

Informationen über mikrobielle Antigene werden aus dem Darmlumen in subepithelialen Schichten der intestinalen Mukosa weitergegeben.

Dort, im darmassoziierten lymphatischen Gewebe kommt es zur verstärkten Stimulierung und Aktivierung von unspezifischen und spezifischen Immunreaktionen. Den Makrophagen kommt hierbei bei den immunologischen Abwehrvorgängen eine besondere Bedeutung zu.

Neben ihrer Funktion der Phagozyten-Tätigkeit im Rahmen der unspezifischen Immunabwehr sind sie eng an spezifische (zellvermittelte/humorale) Immunreaktionen gebunden, in dem sie über den Weg der Antigenprozessierung (Makrophagen nehmen antigenes Material auf und zerkleinern es in immunogene Bruchstücke), Antigenpräsentation von Fragmenten an ihrer Zelloberfläche und über die Sekretion von Monokinen (z.B. Interleukin-1, Interleukin-6) mit den Lymphozyten kommunizieren und kooperieren (s. Abb. 12 u. 14). Als Folge werden immunologische Vorgänge im Organismus instandgesetzt und reguliert und damit auf das Bioregulationssystem des gesamten Organismus positiv eingewirkt.

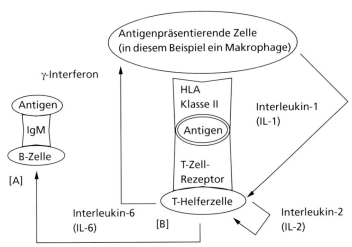

Abb. 12: Das Prinzip der spezifischen Antigenerkennung.

1 Chronische Colitiden

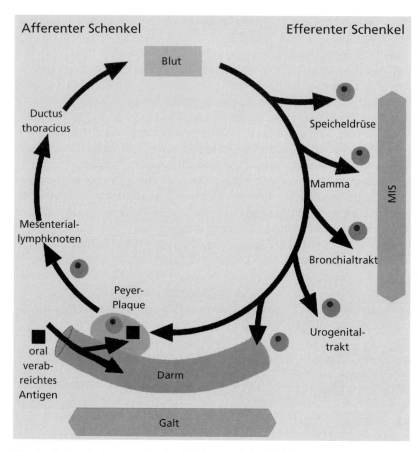

Abb. 13: Schematische Darstellung der Beziehung zwischen GALT und MIS (nach Auer, I.O.: Immunologie des Gastrointestinaltraktes. In: Immunologie-Grundlagen-Klinik-Praxis [Hrsg. Gemsa, D., Kalden, J.R., Resch, K.] Thieme, Stuttgart-New York, 1991).

[A]: B-Lymphozyten erkennen das für sie spezifische Antigen mittels membranständiger Antikörper (u.a. monomere IgM und IgD).

[B]: Sobald T(Helfer)-Lymphocyten das passende Antigen zusammen mit dem körpereigenen HLA (MHC-Protein) Klasse II präsentiert wird – antigenpräsentierende Zelle in diesem Beispiel ein Makrophage –, werden sie aktiv, teilen sich und sezenieren ihrerseits Lymphokine. Diese Immunbotenstoffe versetzen unter anderem B-Lymphozyten im darmassoziierten lymphatischen Gewebe in einen aktivierten Zustand. Es kommt zur Migration von B-Lymphyzyten, die in mesenterialen Lymphknoten ausdifferenzieren und über den

Therapie chronisch entzündlicher Darmerkrankungen 1.4

Ductus thoracicus und die Blutbahn schließlich die Schleimhautbezirke des Respirations-, Urogenital- und Gastrointestinaltrakts sowie die laktierende Brustdrüse und Speicheldrüsen erreichen (s. Abb. 13).
Hier vor Ort kommt es daraufhin bei erneutem Antigenkontakt zur Antikörperbildung.
Die Trainingseffekte auf das Immunsystem werden vor allem durch E. coli und Enterokokken ausgeübt.
Bei Stimulation des Mukosa-Immunsystems (MIS) nach Applikation von immunologisch wirksamen Enterkokken-Präparationen konnte im Tierversuch (mit Minischweinen) eine Aktivierung und Proliferation ruhender B-Zellen – via Aktivierung von Monozyten/Makrophagen und Zytokinfreisetzung (Interleukin-1ß, Interleukin-6) mit nachfolgender vermehrter IgA- und sIgA-Freisetzung im Speichel der Tiere nachgewiesen werden (s. Abb. 14) [52, 53, 63, 79].
Die Ergebnisse konnten anhand der in-vitro-Versuche mit humanen Lymphozyten belegt werden.

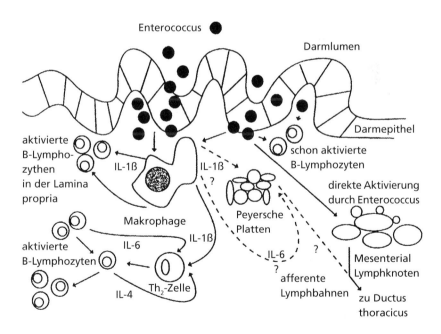

Abb. 14: Graphische Darstellung der komplexen Vorgänge der Anregung von Abwehrleistungen des Mukosa-Immunsystems durch E. faecalis am Beispiel des darmassoziierten Lymphgewebes [52].

1 Chronische Colitiden

Ursachen für die mögliche Entstehung einer Dysbiose als Begleit- oder Folgeerscheinung bei chronischen Colitiden

Die folgenden Ursachen sind denkbar:

Infektiöse Darmerkrankungen

Häufigste Erreger sind:
- Shigellen
- Clostridien
- Rotaviren
- Yersinia enterocolitica
- Salmonellen (S. panama, S. typhimurium)
- enteropathogene E. coli
- Pilze (Candida albicans, Mucor mucedo etc.) u.a.

Medikamentös induziert

- z.B. Laxantien-Abusus (pflanzliche und/oder chemisch abführende Arzneimittel)
- Antidiarrhoika
- Breitbandantibiotika
- Zytostatika
- Kortikosteroide
- nicht steriodale Antiphlogistika
- H_2-Rezeptorantagonisten etc.

Anatomische Ursachen

- Fisteln
- Pseudopolypen
- intestinale Strikturen oder Obstruktionen/Stenosen

Chronische Störungen des Säure-Basen-Haushalts mit daraus resultierenden Störungen der Ferment- und Zellfunktionen des Gesamtstoffwechsels

Beachtung des Säure-Basen-Verhaltens der Lebensmittel

Das Verhältnis von Säuren zu Basen ist für den Organismus lebensnotwendig; nur wenn ein Gleichgewicht zwischen Säuren und Basen besteht, kann der Körper seinen Stoffwechsel – biophysikalisch-chemischen Reaktionen – aufrecht erhalten [56].

Der Säure-Basen-Zustand wird in der Regel als „pH-Wert" des Blutes angegeben. Der Organismus ist stets bemüht, mit Hilfe sogenannter „Puffersysteme" (Entgiftung über Niere, Leber und Lunge, körperliche Bewegung) den

Therapie chronisch entzündlicher Darmerkrankungen 1.4

Tab. 8: Das Säure-Basen-Verhalten der Lebensmittel.

Basenquellen (pH-Wert: 7-14): wichtige basenbildene/-spendende Nahrung	Neutral (pH-Wert: 7):	Säurequellen (pH-Wert: 1-7): wichtige säurebildende/-spendende Nahrung
Kartoffeln frisches Obst, Obstsäfte Gemüse rohe Milch, Joghurt, Sahne Knoblauch Zwiebeln Citrate Tartrate Carbonate	grüne Bohnen frische Erbsen Weizenkeime Vollkornpro- dukte Nüsse, Müsli	Fleisch, Wurst, Geflügel Fisch Innereien Eier, Käse, Quark Weißzucker Auszugsmehl, -produkte

Blut-pH-Wert = H^+-Konzentration in Blut bei 7,35-7,45 konstant zu halten. (Zur Thematik – physikalisch-chemische Grundlagen: Puffersysteme, Regulation des Blut-pH: Methoden zur Beurteilung des Säure-Basen-Status – möchte ich in diesem Zusammenhang auf entsprechende Fachliteratur verweisen.)

Bereits geringste Verschiebungen des Säure-Basen-Status von der Norm – z.b. durch falsche Ernährung – kann Einfluß auf die biochemischen und -physikalischen Abläufe aller Funktionsbereiche des Organismus nehmen:

- Beschaffenheit/Struktur der Proteine des Blutes, der Zellbestandteile/-membranen; Aminosäuren liegen bei unterschiedlichem pH-Wert in verschiedenen Formen vor.
- Verschiedene Stoffwechselfunktionen
Zellatmung: Citratzyklus, Atmungskette
Enzymtätigkeit in Abhängigkeit vom pH-Wert. Das pH-Optimum der meisten Enzyme liegt um den Neutralpunkt oder knapp darunter.
- Struktur und Funktion der Bindegewebsmoleküle (Grundsubstanz)
- Elektrolytverteilung etc.

Diätetischer Faktor (u.a. als einer der möglichen diskutierten Faktoren, beteiligt an der Entstehung und/oder Aufrechterhaltung chronischer Colitiden)

Inadäquate, einseitige Ernährung (Fehl- und Mangelernährung; Stichwort: Auswahl von Nahrungsmitteln):

- Industriell bearbeitete, denaturierte Nahrungsmittel:
  – raffinierte, isolierte „leere" Kohlenhydrate wie Zucker, Süßigkeiten aller Art (Schokolade, Eis, Kuchen, Pralinen, Marmelade, Limonade, Auszugsmehl/-produkte)
  – raffinierte, gehärtete Fette, Öle

1 Chronische Colitiden

- Übermäßiger/einseitiger Konsum tierischer Produkte:
  - Fette (u.a. gesättigte Fettsäuren und Cholesterin)
  - tierisches Eiweiß (fördert die Fäulnisvorgänge im Darm)
- Ein Zuwenig an Mikronährstoffen (Vitamine, Mineralstoffe, Spurenelemente) und Ballaststoffen (ballaststoffarme Kost)
- Genußgifte:
  - Alkohol
  - Zigaretten
  - Kaffee
  - scharfe Gewürze
- Lebensmittelzusätze:
  - Geschmacks-/Aromastoffe
  - Konservierungs- und Farbstoffe
  - Antioxidantien
  - Emulgatoren
  - Stabilisatoren
  - Bindemittel
- CAVE: Tierprodukte mit:
  - Hormonen/Anabolika
  - Antibiotika
- Fleischverarbeitung mit:
  - Bindemitteln
  - Farb- und Aromastoffen
  - Phosphaten
- Milchprodukte mit:
  - Konservierungsstoffen
  - Farbstoffen
  - Antioxidantien
  - modifizierter Stärke
  - Gelatine
- Belastungen durch Pflanzen:
  Einen nicht zu unterschätzenden Einfluß auf den Gehalt an Vitalstoffen haben unterschiedlicher Anbau, Reifung, Erntezeit, Transport, Lagerung u.v.a., Getreide kann durch falsche Lagerung u.a. durch Mykotoxine stark belastet sein (z.B. Aflatoxin, Citrinin, Ochratoxin A, Trichothecen, Zearalenon) etc.
- Umwelttoxikologische Belastungen (Nahrungsmittelrückstände u.a.):
  Kunstdünger- und Schädlingsbekämpfungsmittel-Rückstände wie Pestizide, Insektizide, Fungizide, Petrochemie, Schwermetalle (Quecksilber, Blei, Cad-

mium u.v.a.), Industrie-Abgase, radioaktive Stoffe. Sie können hemmend auf den Fermentstoffwechsel und die Zellfunktionen im Körper wirken.

- Zubereitungsformen der Speisen:
  - geräucherte, gekochte, überhitzte, gebratene, fritierte Nahrungsmittel
  - mikrowellen-erwärmte Lebensmittel

Die Lebensmittel sollten nährstoffschonend gegart, gedünstet oder gedämpft werden. Empfehlenswert wären Nahrungsmittel aus biologisch kontrolliertem Anbau, die dadurch weniger Nahrungsmittel-Rückstände enthalten und frei von schädlichen Lebensmittelzusätzen sind. Die umweltbedingten Rückstände (schadstofffreie Nahrungsmittel gibt es nicht) sind leider von dem einzelnen Anbauer nicht zu vermeiden.

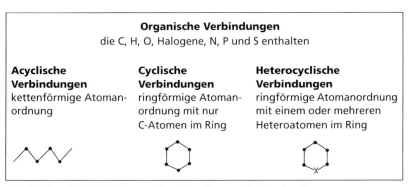

Abb. 15: Organische Verbindungen, deren Einteilung und Strukturfornein.

Tab. 9: Einteilung der organischen Verbindungen.

Acyclische Verbindungen	Cyclische Verbindungen	Heterocyclische Verbindungen
Alkane	*monosubstituiertes Benzol:*	N-haltige Verbindungen:
Alkene	Toluol	
Alkine	Phenol	Indol
Alkylhalogenide	Styrol	Imidazol
metallorganische Verbindungen	Anilin	Pyridazin
Alkohole	Chlorbenzol	O-haltige Verbindungen:
Äther	*Nitrobenzol*	Furan
Thiole	Benzoesäure	S, N-haltige Verbindungen: Thiazol

1 Chronische Colitiden

Tab. 9: Fortsetzung.

Acyclische Verbindungen	Cyclische Verbindungen	Heterocyclische Verbindungen
Amine Nitroalkane Aldehyde Ketone Nitrile Carbonsäuren und Derivate Mono- und Di-Schwefelsäureester Phosphorsäureester Pyrophosphorsäureester	*disubstituierte Benzole*: Xylol Hydrochinon Salicylsäure Aspirin Phenacetin *trisubstituierte Benzole*: Pyrogallol Hydroxyhydrochinon *polycyclische aromatische Kohlenwasserstoffe*: Naphthalin Antracen Antrachione *karzinogene Kohlenwasserstoffe*: 3,4-Benpyren Methylcholanthren Pyren Chrysen	

Tab. 10: Auswahl von Lebensmitteln, die höher mit Giftstoffen bzw. Zusätzen belastet sein und einen ungünstigen Einfluß auf das Immunsystem und andere Regulationssysteme (Langzeitwirkung) haben können.

Nahrungsmittel	Toxine, chemische Zusätze
(schalenbehandeltes) Obst	Pestizide (Insektizid-Allergie)
gelagertes Obst, Trockenfrüchte	Schimmel (Allergieauslöser), Pilzgifte
Gemüse	polychlorierte Biphenyle, Schimmel
Spinat, Chinakohl, Sellerie, Fenchel	Nitrat
Pilze	Cadmium (erhöhte Radioaktivität)
älteres Brot	Schimmel (Allergieauslöser), Mykotoxine
Fischkonserven	Quecksilber
gefrorener Fisch, Thunfischkonserven	hoher Histamingehalt (schon 1 mg in der Mahlzeit kann Allergien auslösen
Fluß- und Küstenfische	Pestizide (PCB, Lindan, Hexachlorbenzol)
Fleisch (Importe)	Hormone, Antibiotika

Tab. 10: Fortsetzung.

Nahrungsmittel	Toxine, chemische Zusätze
Fleischverarbeitung/Wurst	Farb- und Aromastoffe, Phosphate, Bindemittel, Konservierungsstoffefettes
Fleisch (Importe)	DDT, Lindan, Hexachlorbenzol
schwarzgeräuchertes Fleisch	Benzpyren (krebserregend)
gepökeltes Fleisch	Nitrat, Nitrit
Wild?	Radioaktivität
Innereien (Leber/Nieren v. Schwein, Rind, Kalb)	Schwermetalle (wie z.B. Cadmium)
Milchprodukte	polychlorierte Biphenyle (PCB), Lindan
Camembert, Emmentaler, Cheddar-Käse	Schimmel, Tyramin, Histamin
Süßwaren und Süßspeisen: Speiseeis, Bonbons, Gummibärchen, Kaugummi, Schokolade, Früchtejoghurt, Pudding, Gelee etc.	Farbstoffe (Tartrazin, Amaranth etc.) Emulgatoren (verschiedene Phosphate) Konservierungsmittel (Sorbinsäure, Benzoesäure, Glutamat u.a.) Antioxidatien (z.B. Alkylgallate E310-12) Geschmacksverstärker, Bindemittel, Geliermittel, Stabilisatoren
Leitungswasser	Schwermetalle (Quecksilber, Blei, Cadmium u.a.) Pestizide, PCB (regional sehr unterschiedl.), Nitrat aus Düngungsmittel, Trichloretylen, Perchlorethylen
coffeinhaltige Limonadengetränke u.a.	Süß- und Zuckeraustauschstoffe (Fructose, Manit, Sorbit, Saccharin, Cyclamat u.a.) Aromastoffe, Farbstoffe, Konservierungsstoffe
Rotwein	Tyramin, Histamin (Allergieauslöser)

Durchschnittliche, jährliche Belastung durch Schwermetalle (Circa-Angaben):

Luft:
6.200 Tonnen   Bleiverbindungen
2.000 Tonnen   Cadmium
4.200 Tonnen   Zink
   ? Tonnen   Platin (Katalysator)
   ? Tonnen   Quecksilber (Müllverbrennungsanlagen)
2.000 Tonnen   Kupfer

1 Chronische Colitiden

Wasser (Nordsee):
335 Tonnen Cadmium
28.000 Tonnen Zinn
950 Tonnen Arsen
4.500 Tonnen Blei
60.000 Tonnen Quecksilber
30.000 Tonnen Zink
40.000 Tonnen Kupfer
5.000 Tonnen Chrom

Trinkwasserbelastung durch:
Blei
Cadmium
Zink
Kupfer
Quecksilber

Nahrungsmittelbelastung durch:
Kupfer
Zink
Blei
Cadmium
Quecksilber
Platin
Chrom
(Quelle: Bund für Umwelt und Naturschutz e.V.)

Krankheitssymptome, -bilder, die gelegentlich nach mehrjähriger Exposition durch oben angeführten (Umwelt)-Noxen entstehen oder mit verursacht sein können (die Latenz kann aber auch Jahrzehnte betragen)

- „psychovegetative Allgemeinstörungen" Symptome wie Mattigkeit, chronische Müdigkeit, allgemeiner Leistungsabfall, Kopfschmerzen, Schwindelgefühl, Angstzustände, depressive Verstimmung, Schlaflosigkeit, Gereiztheit, Hyperaktivität etc.
- endokrine Dysregulation; Fertilitätstörungen
- Immunschwäche, Regulationsstörungen (Hyper- und Hyporeaktivität) des Immunsystems: therapieresistente oder chronisch rezidivierende Infektionen, Autoimmunerkrankungen, rheumatische Erkrankungen, Hautleiden und Allergien (Überempfindlichkeitsreaktionen), allergische/pseudoallergische Reaktionen
- Beeinträchtigung der Entgiftungsfunktionen des Organismus

Therapie chronisch entzündlicher Darmerkrankungen 1.4

- Schleimhautirritationen/-veränderungen, z.b. des Verdauungstraktes oder der Atemwege (Zellstoffwechselstörungen)
- Begünstigung, Aufrechterhaltung oder Potenzierung von Entzündungen beispielsweise des Darmtraktes (Morbus Crohn, Colitis ulcerosa)
- erhöhtes Malignomrisiko (Blasenkarzinom, Lebertumor, Leukosen etc.)

Endokrine Störungen, Stoffwechselstörungen
- Hyper- und Hypoparathyreoidismus
- Hyper- und Hypothyreose
- Nebenniereninsuffizienz
- Diabetes mellitus

Störungen der Verdauungs- und Absorptionsvorgänge im Darm (Malassimilationssyndrom)
- Intraluminale Phase (1); Störung der Vorverdauung im Magen und der Aufspaltung der Nahrung durch Galle und Pankreasenzyme (erosive Gastritis, peptisches Ulkus, Morbus Ménétrier (= foveoläre Hyperplasie der Magenschleimhaut), Cholecystohepatopathien, Pankreatopathien
- Intestinale Phase (2): Störung der Aufspaltung der Peptide und Disaccharide durch die Bürstensaumenzyme des Dünndarms, Enzymmangel durch intestinale Schleimhautbeschädigung
- Transportphase (3): eingeschränkte Aufnahme und Weiterleitung der resorbierbaren Stoffe

Ursachen für Störungen der Phase 2 und 3 (Malabsorption)
- Morbus Crohn
- Colitis ulcerosa
- Strahlenenteritis
- chemisch (Umweltnoxen) und medikamentöse induzierte Colitiden
- Nahrungsmittelintoleranz-Reaktionen
- Einheimische, nicht tropische Sprue (primär: Zöliakie = eine gluteninduzierte Enteropathie; sekundär: aktinisch, pharmakainduziert). Gluten ist ein Polypeptid, das in verschiedenen Getreidearten, vor allem im Weizen, Roggen und Gerste enthalten ist. Es führt bei entsprechend disponierten Individuen zu einer schweren Schleimhautschädigung des Dünndarms mit dem morphologischen Bild einer schweren Zottenatrophie und Kryptenverlängerung. Im Mittelpunkt der klinischen Symptomatik des Sprue-Syndroms steht die Malabsorption.
- Intestinale Lipodystrophie: Eine Erkrankung, die sich klinisch auch unter dem Bild des Sprue-Syndroms manifestiert. Die Diagnose beruht auf dem

Nachweis PAS-positiver Makrophagen in der Dünndarmschleimhaut. Bisher nicht näher klassifizierbare Bakterien spielen pathogenetisch eine wichtige Rolle!

Sonstige Ursachen:
- vaskuläre Störungen
- Lymphabflußstörungen
- Karzinome

Immunschwäche (darmassoziierte lymphatische Gewebe, systemische Körperabwehr)

Immunschwäche durch:
- therapeutische Maßnahmen: Zytostatika, Immunsuppressiva, Kortikosteroide, Antibiotika, Strahlentherapie
- Immunkrankheiten, zelluläre Immundefekte, Agranulozytosen, Aplastische Anämie
- schlechten Allgemeinzustand mit demzufolge reduzierter Abwehrlage (z.B. persistierende Infektionen und Krankheiten, Operationen, endokrine Dysregulation)
- psychische Probleme, zehrende seelische Belastungen
- starke physische Beanspruchung
- Fehl- und Mangelernährung
- Umweltnoxen: Physikalische Störeinflüsse in Wohn-, Arbeits- und Schlafbereich; radioaktive Strahlung; Ernährung und chemische Lebensmittelzusätze (chemische Zusatzstoffe, z.B. Sulfite, Konservierungsmittel, Azofarbstoffe, Emulgatoren, Antioxidantien); Nahrungsmittelrückstände u.a. Schadstoffe wie Spritzmittel, Düngemittel oder Schwermetalle

Intestinale Mykosen/Pathomechanismen der Hefen

Hefen der Gattung Candida gehören in geringen Keimzahlen zur physiologischen Mikroflora, ohne den Organismus zu schädigen.

Untersuchungen von Stuhlproben in Labors für Mikrobiologie zufolge wird bei ca. 60 von 100 Patienten eine Candida-Besiedlung gefunden. Die Besiedlung bleibt für die Betroffenen nahezu unbemerkt. Nur bei einem relativ kleinen Teil (ca. 5-10%) ist es medizinisch von Bedeutung, daß eine Verbindung zwischen dem Candida-Befund und den Beschwerdebildern wie z.B. wässrige Diarrhoe, Obstipation, Nahrungsmittel-Unverträglichkeiten, meteoristische Beschwerden (Völlegefühl, Blähungen), Gelenkbeschwerden, Allergosen,

Hauterscheinungen, Lebererkrankungen oder Beeinträchtigung des Allgemeinbefindens, um nur einige wenige Symptome zu nennen, hergestellt werden kann.

Schlußfolgernd können Hefepilze somit im Darm vorkommen bzw. im Stuhl nachgewiesen werden, ohne ätiologisch an einem Krankheitsgeschehen (enterale und/oder extraintestinale Beschwerden) beteiligt zu sein.

Tab. 11: Diagnostische Wertigkeit der Sproßpilzquantität in klinischen Untersuchungsmaterialien [47, 48].

Untersuchungsmaterialien	ätiologisch unbedeutend	Kontrolluntersuchung angezeigt, mögliche ätiologische Relevanz	ätiologisch bedeutsam
Sputum	10^3/ml	10^4-10^5/ml	10^6/ml
Mundhöhlen-Rachenabstrich	vereinzelt	mäßig	stark
Rachengurgelwasser	10^2 GKZ	10^3-10^4 GKZ	10^5 GKZ
Stuhl	10^3/g	10^4-10^5/g	10^6/g
Urin Mittelstrahl	10^2/ml	10^2/ml	10^3/ml
Blasenpunktion		jeder positive Befund	
Vaginalsekret		jeder positive Befund	
Blut		jeder positive Befund	
Liquor		jeder positive Befund	
Punktate		jeder positive Befund	

Ob im Gastrointestinaltrakt des Menschen vorkommende Hefen letztendlich eine manifeste Mykose hervorrufen können, hängt von qualitativen und quantitativen Gegebenheiten ab.

Neben der Prädisposition des Wirtes – als prädisponierende Faktoren die eine weitere Ansiedlung und Vermehrung von Hefen begünstigen und damit eine Gefahr für eine mögliche massive (chronische) Schleimhautmykose/systemische Pilzinfektion darstellen, wie

- extrem abwehrgeschwächte Patienten (HIV-, Tumor-Patienten, schadstoffbelastete Patienten, wiederholte und langandauernde Antibiotika-, Chemo- oder Cortisonbehandlung),
- Faktoren, die über eine Schädigung der physiologischen Standortflora ökologische Nischen schaffen, in denen sich Hefen massiv vermehren können, wie auch

1 Chronische Colitiden

- nutritive Faktoren, spielen vor allem die pathogenen Eigenschaften der Erreger eine entscheidende Rolle [71]:
- Ausbildung von Oberflächenadhäsinen (z.b. Mannoproteine)
Die Fähigkeit fakultativ-pathogener Hefen, sich über Adhäsine fest an Schleimhautoberflächen zu binden, ist ein wichtiges Unterscheidungsmerkmal zwischen apathogenen und pathogenen Arten.
Über nutritive Faktoren wie Zucker läßt sich die Bildung von Mannoproteinen fördern, das zu einer gesteigerten Adhärenzfähigkeit und damit zu einer verstärkten Virulenz des Erregers führen kann.
- Einen weiteren Virulenzfaktor fakultativ-pathogener Hefen stellt die Fähigkeit zur Produktion und Sekretion von lytischen Enzymen dar, wie z.b. die Phospholipasen, die saure Aspartyl-Proteinase = SAP – ein eiweißspaltendes Enzym, mit deren Hilfe es den Hefen gelingt, in Wirtszellen einzudringen und dort multiple Schädigungen der Darmschleimhaut hervorzurufen, wodurch Entzündungen begünstigt werden können.
- Die Fähigkeit zu einer reversiblen Änderung des Phänotyps (Dimorphismus) ermöglicht der Hefe, sich schnell an andere Milieubedingungen anzupassen und die Abwehrreaktionen des Wirtes zu verzögern.
- Ausbildung von Pseudomyzelien – Strukturen, mit denen sie in angrenzende Gewebe vordringen und sogar Gefäße invadieren. In vitro bilden humanpathogene Hefen unter dem Einfluß bestimmter Milieufaktoren, wie Sauerstoff- oder Nährstoffmangel oder pH-Werten über 6,5, Keimschläuche aus, die sich zu Pseudohyphen oder Hyphen weiterentwickeln, deren Adhärenzfähigkeit wesentlich höher ist als die der Sproßformen.
- Wachstum bei 37°C [15, 46]. Hefen, die sich bei 37°C (Körpertemperatur) vermehren, können in der Regel als Krankheitserreger ebenso in Betracht kommen.

Beispiele für humanmedizinisch relevante Mykosen

Hefearten wie:
Candida albicans, Candida dattela, Candida famata, Candida glabrata, Candida guilliermondiie, Candida kefyr, Candida krusei, Candida lusitaniae, Candida parapsilosis, Candida stellatoidea, Candida tropicalis, Candida viswanthii, Cryptococcus neoformans, Malassezia furfur, Rhodotorula rubra, Trichosporon capitatum, Trichosporon cutaneum

Schimmelpilze wie:
Aspergillusarten wie Aspergillus fumigatus, Aspergillus niger, Cephalosporium-Arten, Scopulariospis-Arten, Penicillium citrinum u.a.

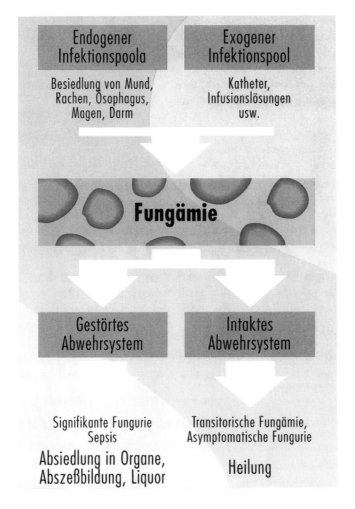

Abb. 16: Entstehung der systemischen Candidose [70].

Nahrungsmittelallergien und -unverträglichkeiten/Überempfindlichkeitsreaktionen

Man unterscheidet hierbei:
- Nahrungsmittelallergien; immunologisch bedingte Reaktionen, d.h. mit AG-AK-Mechanismen:
  - spezifische Antikörperreaktionen vom Soforttyp der Klasse IgE (Typ I) gegenüber Nahrungsmitteln (NM)

1 Chronische Colitiden

- nicht IgE-vermittelte Immunreaktionen auf Nahrungsmittel:
- Nahrungsmittel-Antikörper der Klasse IgG (IgG4) vom verzögerten Typ/ immunkomplexvermittelte Reaktionen vom Typ III (Symptomatik 6-8 Stunden nach Nahrungsaufnahme) und
- die T-Zell-vermittelte zytotoxische Reaktionen vom Typ IV-Allergie mit Symtomatik nach 1-2 Tagen.
• Nicht immunologisch bedingte Nahrungsmittel-Intoleranzreaktionen, d.h. ohne Antigen-Antikörper-Mechanismen (sogenannte „Pseudoallergien"), die u.a. durch folgende Faktoren hervorgerufen werden können:
- nahrungsbedingt (an biogenen Aminen reiche Nahrungsmittel)
- Lebensmittel-Zusatzstoffe
- Nahrungsmittelrückstände wie beispielsweise Pestizide, Schwermetalle, Mykotoxine u.a.m.
- medikamentös
- (chronische) Entzündungen im Gastrointestinaltrakt oder intestinale Enzymdefekte

Die klinischen Erscheinungsformen/Symptomatik bei allergischen und pseudoallergischen Reaktionen nach Einwirkung des entsprechenden Allergens/ Allergene sind weitgehend identisch.

Diese reichen von Nesselsucht, Exanthemen, Urtikaria, Quincke-Ödem, Asthma bronchiale, Heuschnupfen, Glossitis, Konjunktivitis, Uveitis, Arthritis über gastrointestinale Beschwerden wie akute Gastritis, Darmtenesmen, Koliken, Meteorismus, Diarrhoe bis zum anaphylaktischen Schock.

Für die Entstehung einer Nahrungsmittel-Überempfindlichkeitsreaktion (immunologisch/nicht immunologisch bedingt) sind möglicherweise mehrere verschiedene Faktoren von entscheidender Bedeutung, wie
• erbliche Disposition
• Umweltschadstoffe (wie Schwermetalle, organische Verbindungen):
- Einfluß auf die Struktur und biophysikalisch-chemische Funktionen von Zellbestandteilen (Nukleinsäuren, Strukturproteine), Membranen (Darmepithelien, Immunabwehr-Zellen etc.), verschiedener Enzymsysteme wie MAO, DAO (zuständig für den Abbau biogener Amine aus Nahrungsmitteln), DNase, RNS-Polymerase, Atmungskettenenzyme (oxidative Phosphorylierung) u.a.m.

Durch sogenannte „Inhibitoren" wie beispielsweise Schwermetallsalze (Quecksilberverbindungen, Cadmium, Blei etc.) können – durch Wechselwirkungen mit NH_2-, SH-, OH-, $COOH$- und anderen funktionellen Gruppen von Proteinen, enzymatische Reaktionen unterbunden werden: Proteindenaturierung, Enzymblockade.

Therapie chronisch entzündlicher Darmerkrankungen 1.4

- Biogene Amine in Nahrungsmitteln (wie z.b. Histamin, Putreszin, Octopamin, Serotonin, Tyramin) hemmen, im Falle einer Aufnahme in größerer Menge aus dem Magen-Darm-Trakt (ernährungsbedingt) und/oder bei erhöhter intestinaler Permeabilität (an biogenen Aminen arme bzw. reiche Kost) die Aktivitäten von Enzymen wie MAO = Monoaminooxydase, DAO = Diaminooxydase, NMT = N-Methyltransferase, die für den Abbau biogener Amine zuständig sind.
Weitere zusätzliche Hemmfaktoren sind Lebensmittel-Zusatzstoffe und Nahrungsmittelrückstände wie Konservierungs- und Farbstoffe, Pestizide (PCB, Lindan, Hexachlorbenzol), Schwermetalle, Mykotoxine, verschiedene Medikamente (wie z.b. Aspirin,NSAID), Alkohol und Nikotin, die z.T. auch durch (direkte) Freisetzung von Histamin und anderen Mediatoren aus Mastzellen wirken.
Ein Vergleich zwischen einigen histaminreichen Lebensmitteln (LM), histaminarmen bzw. -freien Lebensmitteln (Durchschnittswert mg auf 100 g):

 histaminreiche Lebensmittel:
 – Backhefe   166 mg
 – Fisch   54 mg
 – Milchprodukte   26 mg
 – Fleisch   7 mg

 histaminarme Lebensmittel:
 – Obst   0,02 mg
 – Getreide   0,14 mg
 – Gemüse/Salat   0,02 mg

 histaminfreie Lebensmittel:
 – Bananen
 – Wassermelonen
 – Traubensaft
 – Äpfel

- chronisch entzündliche Darmerkrankungen (Morbus Crohn, Colitis ulcerosa), Malassimilationssyndrom, intestinale Enzymdefekte, Infektionen, allgemeine Immunschwäche, Störung des intestinalen mikroökologischen Systems, Mykosen, s-IgA-Mangel etc.

Allergiediagnostik: die gängigsten Testmethoden
- anamnestische Erhebungen, Verlauf-Beschwerdetagebuch
- Eßtest (Tage Rotationsprinzip)
- Haut-Tests:
  – Epicutantest: Aufbringen der betreffenden Substanz auf die Haut.

1 Chronische Colitiden

Tab. 12: Vergleich der IgE und IgG-Subklassen (Halpern 1987).

	IgE	IgG$_1$	IgG$_2$	IgG$_3$	IgG$_4$
Molekulargewicht (kD)	190	146	146	170	146
Serumkonzentration (mg/dl)	000,1	900	300	100	400
Halbwertszeit (Tage)	2	21	21	7	21
Komplementbindung (klassisch)	-	+++	+	+++	-
Komplementbindung (alternativ)	-	-	-	-	+
IgG-Rezeptorbindung (Fcp)		+++	+	+++	+
Makrophagen, Neutrophile	+				
Lymphozyten	-				
IgE-Rezeptorbindung (Fce), Mastzellen, Basophile	+++	-	-	-	+
Infektionen	-	++	(+)	+	+
Parasitosen	+++	+	-	-	++
Inhalative Allergien	+++	+	—	-	++
Nahrungsmittelallergien	++	+	+		(+)+
Hyposensibilisierung	↓	-	-	-	↑↑
Antikörperpersistenz	lebenslang				Monate

– Intracutantest: Einspritzen der Flüssigkeit in die Haut.
– Pricktest: Einbringen der Flüssigkeit in die Haut, indem ein Tropfen aufgetragen und durch diesen durchgestochen wird.
– Scratchtest: Durch die auf die Haut aufgebrachte Substanz wird die Haut mit einer Lanzette angeritzt, ohne daß es zur Blutung kommt.
– Schleimhauttest: Einbringen der Substanz in die Augenbindehaut/Bindehautsack oder Nasenschleimhaut.
– Reibtest: Einreiben der Haut mit dem Antigen.
– Läppchentest: Kleine Leinenlappen werden mit der Testsubstanz in Tropfen- oder Salbenform benetzt und auf die Rückenhaut geklebt (nach 48 oder 72 Stunden wird das Ergebnis abgelesen).
- Bluttests: Bestimmung der Immunglobuline IgE und/oder IgG:
  – RAST-Test (Radio-Allergo-Sorbent-Test)
  – CLA-Test (Chemo-Lumineszenz-Assay) zum Nachweis einzelner Allergene
  – Cyto-Test (zytotoxologischer Test) für Nahrungsmittel-Allergien
  – IgE-ELISA-Nahrungsmitteltest
- Gegebenenfalls sind zusätzliche Untersuchungen durchzuführen wie
  – energetische Testungen: EAV, BRT

– Untersuchungen von Mikronährstoffen (Vitaminen, Mineralstoffen und Spurenelementen), Aminosäuren einschließlich toxischer Elemente in Blut, Urin, Haaren, Nägel

Pathophysiologische Konsequenzen bei Störungen der intestinalen Mikroökologie

Bei Vorliegen einer Dysbiose kommt es zu einer Belastung des Gesamtorganismus durch Bildung oder Anhäufung mikrobieller, subtoxischer/toxischer, karzinogener oder kokarzinogener Stoffwechselprodukte [6, 18, 19, 24, 25, 26, 37, 73]. Zu nennen sind Substanzen wie beispielsweise Methan, Methanol, Kohlendioxid, Wasserstoff, Schwefelwasserstoff, Ammoniak, Nitrosamin, Cyclopentanophenanthren, Phenol, Putreszin, Indol und Skatol auf Grund gesteigerter Aktivität entsprechender Keime (häufig auftretend in Zusammenhang mit einer Fehlbesiedlung des Dickdarms mit Fäulniskeimen) oder einer bakteriellen Überwucherung des oberen Intestinaltraktes mit Keimen der Dickdarmflora/Säuerungskeime; Reduzierung der Kolonisationsresistenz und Veränderung des Darmmilieus (intraluminale und faecale pH-Werte). Im Rahmen des sogenannten „Overgrowth-Syndroms" wird der normalerweise von Laktobazillen und Enterokokken besiedelte Dünndarm von Darmkeimen wie Bifidobakterien oder Bacteroides überwuchert. Durch die dominierte Fehlflora im Dünndarm kommt es nun zu einer vermehrten Dekonjugation von Gallensäuren [33, 42] im Dünndarm mit einem konsekutiven Verlust von konjugierten Gallensäuren.

Die Folgen davon können Steatorrhoe (mangelnde Emulgierung der Nahrungsfette bei konjugiertem Gallensäuremangel, Kohlenhydrat-Malabsorption durch eine Enterozytenschädigung und die Verstoffwechselung der Kohlenhydrate durch die Fehlflora, Vitamin-Malabsorption durch eine mikrobielle Verwertung vor allem von Vitamin B_{12}, Diarrhoe, Elektrolytverluste [41, 55] und Hypoproteinämie sein; sekundär bilden sich Symptome einer Hypovitaminose sämtlicher fettlöslicher Vitamine (E, D, K, A) aus.

Als Folge einer intestinalen Fehlbesiedlung sind des weiteren Irritationen und Schädigungen der Epithelzellen (Enterozyten) mit Begünstigung und/oder Aufrechterhaltung bereits bestehender Entzündundgsprozesse im Bereich der Darmschleimhaut zu beobachten. Freisetzung verschiedener Entzündungsmediatoren wie Histamin, Arachidonsäuremetaboliten (Prostaglandin [PG2], Leukotriene).

Eine gesteigerte intestinale Permeabilität führt wiederum zu einer verstärkten Penetration von Toxinen und Mikroorganismen via Darmschleimhaut. Dadurch bedingt kommt es zu einer zunehmenden Überlastung und Beeinträchtigung immunologischer Abwehrvorgänge des organständigen, darmassoziierten Immunsystems (Makrophagen und/oder B- und T-Lymphozyten inkl. Subpopulationen). Daraus resultierend führt dies im Rahmen immunologischer Prozesse zu einer Schwächung der Abwehrleistung bzw. einer veränderten Reaktionslage (Hyper- und/oder Hyporeaktivität) des Immunsystems des ganzen Körpers. Als Folge nimmt die Resistenz gegenüber Allergenen ab und Infektionen beispielsweise des Respirationstraktes und Urogenitaltraktes können nur unzureichend verarbeitet werden [44].

Eine Schwächung der Körperabwehr des Wirtes gibt – insbesondere durch die verminderte Bildung von sekretorischem IgA – Makro- und Mikroorganismen bzw. -molekülen die Möglichkeit einer kontinuierlichen, vermehrten und unkontrollierten Aufnahme und Ausbreitung im Organismus via Haut und Schleimhäute/Atemwege/ Urogenitaltrakt/Gastrointestinaltrakt, womit sich der Circulus vitiosus schließt.

Zielsetzung der mikrobiologischen Therapie

Im Rahmen der mikrobiologischen Therapie als eine der möglichen immunologischen Therapieansätze werden Probiotika in Form von mikrobiellen Präparationen und Autovakzinen eingesetzt mit dem Ziel, bei Patienten mit gestörter Abwehrlage über eine Deblockierung und Aktivierung/Modulation der unspezifischen und spezifischen Abwehrleistungen/Leistungskapazität des Mukosa-Immunsystems (MIS) als auch der systemischen Körperabwehr positiv auf das gesamte körpereigene Abwehrsystem einzuwirken und damit eine Stärkung unter anderem der intestinalen Mikroflora (Floramodulation, Kolonisationsresistenz) zu erreichen sowie Stoffwechselleistungen im Darm, auf den Schleimhäuten und Entgiftungsvorgänge im Organismus positiv zu beeinflussen.

Durchführung der Therapie

Eine mikrobiologische Therapie erstreckt sich über mehrere Monate. Sie besteht aus der regelmäßigen Einnahme individuell ausgewählter Präparate. Diese können, wie bereits unter Punkt 1.4.2.2 erwähnt, lebende und/oder abgetötete Mikroorganismen einschließlich deren Bestandteile und Stoffwechselprodukte sein. Parallel hierzu erfolgt ca. 2mal wöchentlich die Injektion eines Eigenimpfstoffes aus patienteneigenen Keimen in der Regel unter die Haut (Autovakzine-Therapie) in steigender Dosierung. Die Einhaltung einer speziellen Diät wird empfohlen sowie gegebenenfalls die Aufnahme bestimmter, auf das Darmmilieu einwirkender Nahrungsmittel, wie z.B. Milchzucker, Molke oder Joghurt.

Therapie chronisch entzündlicher Darmerkrankungen 1.4

Voraussetzung ist aber, daß keine Milchzucker-Unverträglichkeit auf der Basis eines Laktasemangels vorliegt. CAVE: Erworbener Laktasemangel als Folge einer vorausgegangenen Erkrankung der Darmmukosa (z.b. Gastroenteritis, Colitis ulcerosa, Sprue).

Mikrobiologische Therapie – Prinzip des Standard-Phasenschemas [35]:

- *Vorphase:* Präparate abgetöteter symbiontischer Mikroorganismen

- *Phase 1:* Präparate lebender Streptokokken (Enterococcus faecalis) und Milchsäurebakterien (Bifidobakterien, Lactobacillus acidophilus) (Sie wirken milieuverbessernd, Milieu-[pH-Wert]-Lenkung im Darm in Richtung physiologischer Bereich, kompetitive Hemmung der Fäulnisflora, Neutralisierung alkalischer Stoffwechselprodukte u.a. und schaffen somit bessere Voraussetzungen für die Restitution einer physiologischen intestinalen Flora).
Zur Förderung darmeigener Säurebildner kann die Zufuhr von Laktulose (z.b. Bifiteral) oder Laktitol, Milchzuckerderivaten als geeignetem Bakteriensubstrat (wird nicht vom Körper verwertet) nützlich sein.
Autovakzinetherapie

- *Phase 2:* Präparate lebender E. coli und parallel dazu lebender Streptokokken (Enterococcus faecalis)
Autovakzinetherapie

Mikrobiologische Therapie bei Patienten mit einer Colitis ulcerosa oder einem Morbus Crohn (Abweichung vom Standardschema) [39]

In der Therapie der Vorphase werden abgetötete symbiontische Mikroorganismen (z.B. Pro-Symbioflor®) in einschleichender Dosierung, evtl. erst mit einem Tropfen/täglich beginnend, verabreicht und die Dosis tropfenweise erhöht.

Wird Pro-Symbioflor® volldosiert etwa zwei Wochen lang vertragen, gibt man zusätzlich Präparate lebender Streptokokken – Enterococcus faecalis (z.B. Symbioflor 1®)

Mit Beginn der Phase 1 werden zusätzlich zu den Symbioflor-Präparaten, in Abhängigkeit vom klinischen Bild des Patienten, Autovakzine mit definiertem Lipopolysaccharid-Gehalt hergestellt. Sie werden dem Patienten zweimal wöchentlich in ansteigender Dosierung intrakutan injiziert. Die Autovak-

1 Chronische Colitiden

zine-Dosierung wird bei chronisch entzündlichen Darmerkrankungen (CED) in der Regel schwächer vordosiert, d.h. höhere Anfangsverdünnungen gewählt (z.B. Beginn mit Stärke 9 und 8).

Zu den Autovakzinen können jeweils noch ein Coli-Kulturfiltrat (Colibiogen®) intramuskulär gegeben werden. Späte Eingewöhnung von lebenden E. coli (z.b. Symbioflor 2®) im allgemeinen nach einer Behandlungsdauer von etwa 6 Monaten mit einer mikrobiologischen Therapie und mindestens zwei Autovakzine-Serien.

Lipopolysaccharide – Autovakzinetherapie; kontrollierte Zufuhr von Lipopolysacchariden (LPS) im Rahmen einer Autovakzinetherapie als ein wesentlicher Bestandteil der mikrobiologischen Therapie; allgemeine Grundlagen

Der biochemische Aufbau der Zellwand von Bakterien

Tab. 13: Biochemischer Aufbau der Zellwand von Bakterien.

Bakterienart	Grampositive Bakterien	Gramnegative Bakterien
Mureingerüst	dickes Mureingerüst aus mehreren Mureintypen Dicke: 15-35 nm	einschichtiges Mureinnetz aus einem einzigen Mureintyp Dicke: 6-10 nm
Zellwandakzessorien	geringe Mengen Mucopolysaccharide; Teichoinsäuren (mit Phosphatresten)	größere Mengen Lipoproteine und Lipopolysaccharide
O-Antigene sind die Körperantigene der Zellwand gramnegativer Bakterien; sie bestehen aus Lipopolysacchariden.		
H-Antigene sind die Geißelantigene (also keine Zellwandantigene!) von Bakterien; sie bestehen aus Proteinen.		

Zellwandlose Bakterienformen sind:

- Mykoplasmen: Bakterien, die primär ohne Zellwand vorkommen
- L-Formen von Bakterien: Mutanten von Bakterien, die ursprünglich eine Zellwand hatten, können z.B. bei Behandlung mit zellwandgerichteten Antibiotika selektiert werden.
- obligate Zellparasiten (Rickettsien und Chlamydien u.a.)

Zytologie

- Zellmembran: Die Zellmembran tierischer Zellen ist etwa 7,5-9 nm dick. Sie umhüllt den Zellinhalt lückenlos. Die Zellmembran ist nicht nur die Stoff-

Therapie chronisch entzündlicher Darmerkrankungen 1.4

wechselgrenze zur Aufrechterhaltung der Bedingungen im Zellplasma; über die Zellmembran hält die Zelle mit ihrer Umgebung, z.b. mit anderen Zellen, Kontakte aufrecht. Im Elektronenmikroskop wird die Zellmembran als eine dreischichtige Struktur sichtbar. Ein solches Bild ergibt sich auch für viele Membranen innerhalb der Zelle. Daher wurde die Zellmembran als unit membrane (Elementarmembran, Einheitsmembran) bezeichnet.

- Baustoffe: Ein wichtiger Baustoff für die Zellmembran sind die Lipide. Diese müssen unterschieden werden in apolare und polare Proteine:
  – apolare – z.b. Cholesterin
  – polare – z.b. Phospholipide = Lezithin, Kephalin

Die Zellmembran wird hauptsächlich aus Phospholipiden und Proteinen aufgebaut, etwa im Verhältnis von 1:1. Jedoch kann dieses Verhältnis nach Art und Aufgabe der Zelle variieren. Auch die Einlagerung von Cholesterin zur Verfestigung der Phospholipidschichten ist unterschiedlich. Die Phospholipide bilden einen weitgehend flüssigen bimolekularen Film aufgrund ihrer polaren Molekülstruktur. Die Moleküle dieser Stoffgruppe bilden einen bimolekularen Film von etwa 4,5 nm Dicke als Grundstruktur der Membran. Phospholipide bestehen aus einem Glyzerinmolekül, an das zwei Kohlenwasserstoffketten vom Typ der Fettsäuren angehängt sind und das in der dritten verfügbaren Position einen Phosphosäurerest trägt. Die polaren Gruppen am Phosphatradikal können sehr verschiedene Verbindungen sein; die bekannteste ist die mit Cholin, was dann zusammen das Lezithin ergibt. Diese Verbindungen mit ihrem Phosphatradikal sind hydrophil, d.h. sie werden bei der Anordnung der Phospholipidmoleküle der wäßrigen Umgebung zugewendet. Die Kohlenwasserstoffketten sind die hydrophoben Anteile und streben vom Wasser weg. Damit ist nur eine zweischichtige Lage von Phospholipiden beständig.

Ein weiterer wichtiger Bestandteil der Elementarmembran sind die Proteine. Sie bestimmen weitgehend die Funktionen der Zellmembran, indem sie als besondere Tunnelproteine die Membran durchsetzen können und damit Poren zu selektivem transmembranem Transport freihalten können. Solche Membranproteine bezeichnet man als integrierte Proteine (z.B. band-3-Protein und Glycopharin), die sich nur unter der Zerstörung der Membran isolieren lassen.

Die peripheren Proteine lassen sich recht leicht aus der Membran isolieren. Diese Membranproteine lassen sich in innen- und außenliegende Proteine, die Endo- und Ektoproteine, unterscheiden. Die Endoproteine sind so gelagert, daß sie auf der Seite des Zytoplasmas liegen und von der Außenseite der Membran nicht zu erreichen sind. Die Ektoproteine ragen auf der dem

1 Chronische Colitiden

Zytoplasma abgewendeten, d.h. äußeren Seite der Membran heraus; zu ihnen gehören beispielsweise die polysaccharidtragenden Proteine der Glycocalix.

Die Zellmembran ist auf ihrer Außenseite mit einer Schicht von verschiedenartigen Polysacchariden, die an Proteine bzw. Lipide gebunden sind, bedeckt: die Glycocalix. Es ist der morphologische Begriff für die sichtbaren Molekülteile an der Oberfläche der Zellmembran. Hauptbestandteile der Polysaccharide sind Glukose, Galaktose und Fruktose. Durch die Verknüpfung der Zuckermoleküle zu langen Ketten ergibt sich eine sehr hohe Zahl von Kombinationsmöglichkeiten.

Die Glycocalix einer Zelle stellt gewissermaßen ihr Erkennungsareal dar. Durch die angegebene hohe Vielfalt der Kombinationsmöglichkeiten von Zuckern ist der Ausdruck einer Individualität möglich.

Die Moleküle der Glycocalix können als Membranrezeptoren (z.B. für Hormone) oder als Antigene (z.B. für Blutgruppen) in fremden Organismen wirken, bestimmen also die serologischen Eigenschaften einer Zelle. Außerdem sind Lipopolysaccharide an Phagozytoseprozessen/Makrophagen im Rahmen einer Immunmodulation beteiligt.

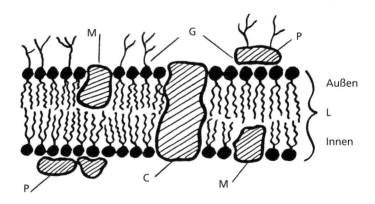

L = Lipiddoppelschicht
G = Glycocalix
C = Carrier- oder Tunnelproteine (integrale Proteine)
P = Proteine an der Membraninnen- bzw. außenseite (periphere Proteine)
M = Membranproteine, in eine der beiden Lipidschichten eingebettet

Abb. 17: Die Zellmembran (Zytoplasmamembran, Plasmalemma); Lipopolysaccharide = komplex phosphorylierte Heteropolysaccharide, die kovalent an ein spezifisches Lipid (Lipid A) gebunden sind [2, 30].

Therapie chronisch entzündlicher Darmerkrankungen 1.4

Ein weiteres Phänomen, das der Glycocalix zuzuschreiben ist, besteht in der Kontaktinhibition: Wenn sich zwei Zellen vom gleichen Differenzierungstyp in einem Gewebe oder in einer experimentell angesetzten Gewebekultur befinden, so berühren sich ihre Glycocalices. Dadurch wird bewirkt, daß sich die Zellen nicht mehr teilen (intermitotische Gap-Phase). Bei den Zellen bösartiger Tumoren, die als transformierte Zellen durch kanzerogene Chemikalien oder transformierende Viren erzeugt werden können, fehlt der Vorgang der Kontaktinhibition. Sie bilden in vitro einen poly-layer. In einem Gewebe dringen sie in die geschlossenen Gewebeverbände ihrer Umgebung vor, lösen durch ausgeschiedene Enzyme die Grundsubstanzen auf und zerstören die Zellen (invasives oder destruktives Wachstum).

Was sind Autovakzine; Wirkungsprinzip der Autovakzine [61, 62, 63, 70, 81, 82]
Unter Autovakzinen versteht man Impfstoffe aus abgetöteten, körpereigenen Keimen des Patienten, die nur bei ihm eingesetzt werden (als „Individualarzneimittel").

Am Institut in Herborn werden Autovakzinen aus abgetöteten gramnegativen Enterobakterien (verwendet werden Escherichia Coli-Stämme) hergestellt. Bevorzugt werden R-Mutanten. Sie besitzen als Polysaccharidanteile lediglich ein in verschiedenen Abstufungen vorhandenes Kern-Oligosaccharid (R-Core). Variable O-spezifische Seitenketten fehlen. Autogene Totvakzinen werden dem Patienten in einer für ihn optimalen Antigenstärke (= Maß für die Lipopolysaccharid-Konzentration) intrakutan injiziert (u.U. ist auch eine perorale oder perkutane Applikation der Autovakzinen möglich).

Die Autovakzinen-Therapie sollte grundsätzlich bei allen chronisch-rezidivierenden Erkrankungen berücksichtigt werden.

In Abhängigkeit vom klinischen Bild/Beschwerdebild gastrointestinaler Störungen, insbesondere bei schweren Systemerkrankungen wie Morbus Crohn und Colitis ulcerosa, empfiehlt es sich, die Autovakzinen – die Zufuhr von Lipopolysacchariden mit definiertem LPS-Gehalt (in entsprechend vorgegebener Dosierung; es darf hier nicht mit normal vorverdünnten Autovakzinen begonnen werden) – mit der Verabreichung anderer mikrobieller Präparate zu kombinieren und die bisherige Medikation vorerst weiterlaufen zu lassen.

Als Wirkungsprinzip der Autovakzinen sind die Lipopolysaccharide (LPS) zu nennen [14, 77]; sie (LPS) sind Bestandteile der Zellwand gramnegativer Bakterien, immunologisch wirksam, pyrogen (bei Verabreichung hoher Dosen), wobei der Lipid-A-Anteil – als eigentlicher aktiver Bestandteil des Moleküls identifiziert – als aktive Substanz mit immunstimulierender/-modulatorischer Adjuvanzwirkung zu zählen ist. Voraussetzung für die Wirksamkeit ist die Freisetzung der LPS aus der äußeren Bakterienmembran.

1 Chronische Colitiden

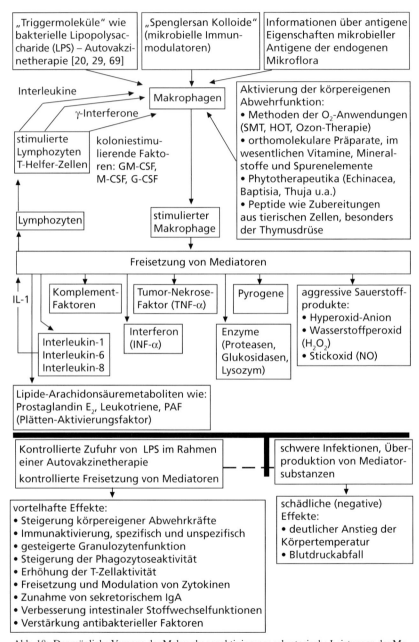

Abb. 18: Der mögliche Vorgang der Makrophagenaktivierung; sekretorische Leistungen der Makrophagen (schematische Darstellung).

Therapie chronisch entzündlicher Darmerkrankungen 1.4

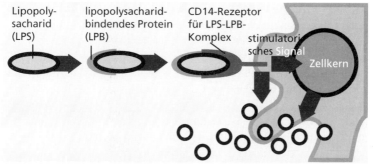

Das Lipopolysaccharid bindet im Blut an ein spezifisches Protein (lipopolysaccharid-bindendes Protein, LPB). Der entsehende Komplex aktiviert CD14-Rezeptoren. Über ein stimulierendes Signal in Richtung Zellkern wird der Makrophage zur Produktion und Freisetzung von Mediatorsubstanzen veranlaßt.

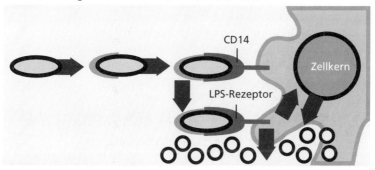

Möglich ist auch, daß CD14-Rezeptoren nicht selbst Signale weiterleiten, sondern daß sie Lipopolysaccharide in die Lage versetzen, mit anderen, den eigentlichen LPS-Rezeptoren zu interagieren.

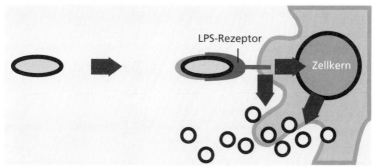

Als 3. Variante wird eine direkte Rezeptoraktivierung durch LPS diskutiert, ohne Beteiligung von LPB oder CD14.

Abb.19: Vorstellungen über mögliche Mechanismen zur Stimulation der Makrophagen via Lipopolysaccharide (LPS) [40].

1 Chronische Colitiden

Dies setzt ein Absterben oder eine Teilung des Keimes voraus. Untersuchungen zeigen, daß durch Lipopolysaccharide vermehrt zahlreiche endogene Mediatorsubstanzen freigesetzt werden [4, 8, 9, 49].

Gesteigert werden die Enzymsekretion, Komplementkomponent, aggressive Sauerstoffspezies (Hydroxid-Anionen, Wasserstoffperoxid), Arachidonsäuremetaboliten wie Prostaglandine E_2, Leukotriene, PAF (Plättchen-Aktivierungs-Faktor), Interleukine wie IL-1, IL-6, IL-8, Tumor-Nekrose-Faktor (TNF-α) sowie Faktoren, die das Wachstum von infizierten (beispielsweise durch Viren, Parasiten) und Tumorzellen beeinträchtigen (Zytotoxizität).

Die freigesetzten Mediatoren können getrennt, zusammen oder nacheinander wirken und dabei verschiedene Effekte hervorrufen. Es beginnen, aufgrund der komplexen Wechselwirkungen und möglichen Reaktionsmustern zwischen den verschiedenen Immunabwehrzellen, eine Folge sich gegenseitig stimulierender und kontrollierender weiterer Prozesse abzulaufen, die das Gesamtsystem der humoralen und zellulären (spezifische und/oder unspezifische) Immunabwehr stimulieren und modulieren können.

Möglicher Hauptangriffspunkt der immunologischen Effekte von LPS scheint das mononukleare Phagozytensystem u.a. über einer Aktivierung der Makrophagen zu sein.

1.4.2.3 Enzymtherapie in der Behandlung entzündlicher Darmerkrankungen
(siehe Anhang: Dr. O. Pecher et al., Systemische Enzymtherapie)

Die Enzymtherapie dient zur Unterstützung des physiologischen Entzündungsablaufs sowie Beschleunigung der Reparationsmechanismen.

Viele Darmerkrankungen weisen eine „autoimmune Kompetente" auf; die Enzymtherapie kann nachweislich hier regulierend einwirken.

Das Flavonoid Rutin (z.B. im Präparat Wobenzym® N zusätzlich zu den obengenannten Inhaltsstoffen enthalten) besitzt selbst einen eigenen entzündungshemmenden Effekt. Es stabilisiert das Gefäßendothel, vermindert die Extra-

Tab. 14: Spezifität der Enzyme/Wirkungsspektrum.

	Ödem	Fibrinolyse	Immunkomplexspaltung	Rezeptormodulation	Zellaktivität
pflanzlich:					
Bromelain	+++	+	++	+	+
Papain	+	-	+++	++	+
tierisch:					
Trypsin	++	+++	-	++	+
Chymotrysin	+	+++	++	++	+

Therapie chronisch entzündlicher Darmerkrankungen 1.4

vasation und wirkt somit ödemprotektiv. Zusätzlich kann Rutin freie „Radikale" abfangen.

Therapievorschlag bei Morbus Crohn und Colitis ulcerosa bezüglich der Enzymtherapie [50]

Akute entzündliche Situation:

Wobe Mugos® Th Klistier, beginnend mit einer Tablette, langsam steigernd auf bis zu 4 Tabletten pro Klistier Wobenzym® (Mulsal® N).

Da am Anfang der Therapie aufgrund der entzündlichen Darmveränderungen oft das Problem der ungenügenden Medikamentenresorption besteht, ist die Gabe von Wobenzym® N (Mulsal® N) gelegentlich erst zu einem späteren Zeitpunkt angebracht. In diesem Fall kann die „Klistiertherapie" auf zwei Klistiere zu 3 Tabletten/Tag gesteigert werden.

Therapie bei abklingender Symptomatik (Basistherapie als Langzeittherapie):
Enzymtherapie
Wobenzym® N (Mulsal® N) Behandlung parallel zur Klistiertherapie einschleichend beginnen, z.B. 5-6x täglich. 1 Dragee Wobenzym® N langsam steigern auf insgesamt 25-30 Dragees Tagesgesamtdosis. Bei Stabilisierung des Zustandsbildes langsame Reduktion der Wobe-Mugos® Th-Gaben unter Beibehalten der vollen Wobenzym® N-Dosis. Bei weitgehender Symptomfreiheit Wobenzym® N-Gaben auf 3x5 Dragees/Tag, bei völliger Wiederherstellung auf 3x2 Dragees/Tag reduzieren. Auf Wunsch des Patienten kann die Therapie versuchsweise völlig abgesetzt werden.

Bei Auftreten der geringsten Symptomatik oder vorbeugend in für den Patienten belastenden Situationen erneute Wobenzym® N-Gaben. Therapie mit Wobe-Mugos® Th-Klistieren erst beim Auftreten von Stuhlveränderungen.

1.4.2.4 Orthomolekulare Therapie, Nahrungsergänzungsmittel und andere Therapiemöglichkeiten

- Entsprechende Substitution bei Vitamin- und Mineralstoffmangel
- Antioxidantien, beispielsweise Verabreichung spezieller Vitamin-/Mineralstoff-Aminosäuren-Kombinationen (wie Antioxid, SOD-3) zur Neutralisation entstandener, überschüssiger freier Radikale; Stabilisierung der Darmmukosa und Stärkung des darmassoziierten Immunsystems
- Als freie Radikale (sie entstehen bei oxidativen Reaktionen im Körper, z.B. durch endogene Quellen: phagozytierende Zellen (Immunabwehr), oxidati-

ve Enzyme, Atmungskette) bezeichnet man Atome und Verbindungen mit einem oder mehreren ungepaarten, sogenannten einsamen Elektronen. Da einsame Elektronen in der Regel den energetisch günstigeren Zustand als Elektronenpaar anstreben, sind Radikale außerordentlich „reaktionsfreudig" und bestrebt, Elektronen von anderen Molekülen abzuspalten und dadurch eine Kettenreaktion mit Entstehung neuer freier Radikale in Gang zu setzen.

Radikalische Prozesse spielen in der Ätiologie zahlreicher Erkrankungen eine bedeutende pathogenetische Rolle (Colitiden, Stoffwechselkrankheiten, Alterungsprozesse, Degenerationserscheinungen, Immundysregulationen, Allergien, Krebserkrankungen u.a.).

Als natürliche Abwehrmöglichkeit gegen den Angriff freier Radikale besitzt der Mensch ein komplexes Antioxidantien-System, welches enzymatische und nicht enzymatische Bestandteile umfaßt.

Fehlen diese bzw. haben wir davon zuwenig im Verhältnis zu den freien Radikalen (wie dies bei chronischen Entzündungsreaktionen der Fall sein kann), so kann es zu Zellstörungen – oxidative Schädung biologischer Makromoleküle wie Nukleinsäuren, Enzyme, Kollagene, Zellwandlipide (Lipidperoxidation beschleunigt u.a. den Entzündungsprozeß) etc. und Zellmutationen – letztendlich zum Krebswachstum führen.

- Einnahme von Fischöl-/Nachtkerzenölkapseln (als Nahrungsmittelergänzung)

  Fischöl ist reich an Omega-3-Fettsäure EPA (Eicosapentaensäure) und DHA (Docosahexaensäure), während Nachtkerzenöl reich an der Omega-6-Fettsäure LA (Linolsäure) und GLA (γ-Linolensäure) ist. GLA ist eine unerläßliche Zwischenstufe in der Prostaglandinbiosynthese; Prostaglandine gehören zu den Gewebshormonen, da sie ubiquitär vorkommen und in keiner eigentlichen Hormondrüse gebildet werden.

  Sie können in äußerst geringer Menge eine Reihe diverser (patho-)physiologischer Funktionen ausüben (u.a. Einfluß auf Abwehrleistungen, Blutkreislauf, Stoffwechselvorgänge, Entzündungsprozesse).

  EPA wirkt sich wie γ-Linolensäure günstig auf das Prostaglandin-Gleichgewicht aus. Untersuchungen zufolge kann es durch Verzehr von Fischölen zur Abnahme der Entzündungsaktivität bei Patienten mit Colitis ulcerosa und Morbus Crohn kommen. (Omega-3- und Omega-6-Fettsäuren verhindern die Freisetung von entzündungsvermittelnden Mediatoren).

- Kurzkettige Fettsäuren (KKFS), im wesentlichen n-Butyrat, Propinat und Acetat

  KKFS entstehen im Zoekum und Kolon durch bakterielle Fermentation von nicht resorbierbaren Kohlenhydraten (= Ballaststoffen) und Peptiden und stellen eine wichtige Energiequelle für die Epithelzellen dar.

In Studien konnte belegt werden, daß durch die topische Zufuhr entsprechender Lösungen (KKFS) bei Patienten mit distaler Colitis ulcerosa die Entzündung der Kolonschleimhaut gebessert werden konnte.

- Einnahme von Quellstoffen (z.B. Guar, Psylliumsamenöl, Haferkleie)
  Leichte Durchfälle und Verstopfung können durch die Zufuhr von sogenannten „Quellstoffen" (CAVE: Große Wasserverbindungsfähigkeit einiger Ballaststoffe) günstig beeinflußt werden; sie sind reichlich enthalten z.b. in Bananen, Äpfeln oder Möhren.
- Unterstützende phytotherapeutische Maßnahmen zur Behandlung von Darmkatarrhen (auch bei Morbus Crohn und Colitis ulcerosa) wie
  – Flores Chamomillae
  – Mentha piperita
  – Achillea millefollium
  – Rhizoma tormentillae
  – Fructus Myrtilli
  – Xysmalbium undulatum
  – Gerbstoffe in Tannalbin®
  – Carbo medicinalis
  – Cortex Quercus
- Homöopathie (Arzneimittelauswahl je nach Beschwerdebild des Patienten), z.B.
  – Sulfur D4, D6, D12
  – Mercurius solubilis D4, D6, D12
  – Aloe vera D3, D4
  – Arsenicum album D4, D6, D12
  – Chamomilla D3, D4, D6
  – Cuprum D3, D4, D6
  – Graphites D4, D6, D12
- Ozon-Sauerstoff-Darminsufflation [58]
- Perorale Sauerstoff-Therapie nach Prof. Pakdaman

1.4.2.5 Gezielte „Ausleitungs- und Entgiftungs"- Therapie

Ein weiteres Ziel im Rahmen eines ganzheitlichen Therapiekonzepts unter Berücksichtigung aller bisher genannten Maßnahmen für die Behandlung chronischer Colitiden ist, die Ausscheidungs- und Entgiftungsorgane, vor allem die Organleistungen von Darm, Leber, Niere, Haut und Lymphsystem gezielt zu unterstützen.

1 Chronische Colitiden

Therapeutische Maßnahmen

Hierzu eignen sich Präparate wie HEPAR-PASC® DUO Filmtabletten, Anabol-INJEKTOPAS® zur Aktivierung des intermediären Stoffwechsels/Zellatmung – insbesondere Leber, Nieren (z.B. PASCORENAL®) – bei einer evtl. bestehenden funktionellen Dyspepsie, Dysenzymie oder Sub- und Anazidität Zufuhr von Verdauungsenzymen, z.B. PASCOPANKREAT® NOVO Filmtabletten, AMARA-Tropfen-Pascoe®; verschiedene physiologische milchsäurereproduzierende Bakterien (s. Mikrobiologische Therapie, Seite 75) und Antioxidantien – zur Aktivierung des Gesamtstoffwechsels sowie Suis-Organpräparate zur Stabilisierung der betroffenen Organe (Colon suis, Cutis suis etc.).

Eine Umstellung der Ernährungsweise (ausgewogenes Angebot hochwertiger Nahrungsmittel, um den Organismus von zusätzlichen, unnötigen Toxinen bei der Stoffwechselarbeit zu entlasten, und damit die Entgiftung einzuleiten [s. Punkt 1.4.2.1 Diätetische Maßnahmen; Verbesserung des Stoffwechsels durch Ernährungsumstellung, Seite 31]), ist für den Patienten oberstes Gebot.

Zur Unterstützung der Entgiftung und „Reinigung" des Mesenchyms/Lymphe von Schad- und Schlackenstoffen können Therapeutika wie z.B. LYMPHDIARAL®-Basistropfen hinzugezogen werden.

Auf eine ausreichende Flüssigkeitszufuhr zur Ab- und Ausleitung von Schlacken- und Stoffwechseltoxinen ist zu achten (täglich mindestens 2-3 Liter trinken; stilles Wasser, Quellwasser, Mineralwasser, Kräutertees, Obst- und Gemüsesäfte/verdünnt); in Betracht kommende Arzneipflanzen zur Aktivierung der Diurese: Birkenblätter, Brennesselkraut, Goldrute, Schachtelhalmkraut, Wacholderbeeren, Löwenzahn u.a.m.

Physikalische Maßnahmen zur Mobilisierung und Ausschwemmung von sogenannten Stoffwechselschlacken und Schadstoffen über die Haut durch entsprechend dosierte, wechselnde „Reize" wie z.B.

- durch Schwitzen (passiv), mit Packungen oder Wickeln
- temperaturansteigende Bäder wie Voll- oder Sitzbad (mit Kräuterzusätzen), dem Alter und/oder Kreislauf entsprechend angepaßt; danach frühe Bettruhe (deshalb wenn möglich abends durchführen)
- Fußbad (mit Kräuterzusätzen oder Salz)
- Wechselduschen (nach Verträglichkeit)
- Wassertreten – aktiv durch Bewegung im Wasser
- Wadenguß, Schenkelguß, Armgüsse

Therapie chronisch entzündlicher Darmerkrankungen 1.4

Zur Intensivierung genannter Maßnahmen können – je nach Bedarf – weitere, physikalische Anwendungen wie Bindegewebsmassagen, Bürstenmassagen, Atemgymnastik/Bauchatmung (über das Zwerchfell als Anregung der Tätigkeit der Darmperistaltik, der Blutgefäße und Lymphbahnwände, was der Wirkung einer leichten Bauchmassage entspricht; Beeinflussung des vegetativen Nervensystems), Lymphdrainage oder Fußreflexzonenmassagen nützlich sein; Sauna-Anwendungen bei Verträglichkeit.

Besonders wichtig ist eine regelmäßige, aktive körperliche Bewegung (Spazierengehen, Wandern, Radfahren, Jogging, Gymnastik, Schwimmen etc.), individuell dosiert, je nach Leistungskapazität und Befinden des Einzelnen.

Des weiteren bedarf es einer Harmonisierung und Stabilisierung der seelisch-geistigen Kräfte, gerade bei Patienten mit chronischen Colitiden: Durch die Entgiftung/veränderten Stoffwechselvorgänge wird der Mensch gezwungen, sich konsequent mit seinem Körper zu befassen, d.h. er muß Verantwortungsgefühl zeigen hinsichtlich seines Körpers, in dem er sich befindet und sein „Ego" bezüglich seiner Person zurücknehmen.

Dies erfordert eine Umstellung des Denkmusters und damit des Verhaltens. Es bietet sich die Chance zu einer Beziehungsarbeit zwischen Körper, Geist und Seele (Psycho-Soma) – durch Selbstwahrnehmung. Um die Psycho-Soma in Einklang zu bringen, d.h. damit eine fruchtbare Kommunikation stattfinden kann, muß die physische Entgiftung mit der „psychischen Entgiftung" korrelieren.

Psychische Unterstützungsmaßnahmen wie „Entgiftungs"-Tagebuch, Gespräche mit dem Nächsten oder Therapeuten über Verfahren konzentrativer Selbstentspannung wie Autogenes Training nach J.H. Schultz, Yoga bis hin zu Gestalt-, Kunst- und Musiktherapie, progressive Muskelrelaxationen nach Jacobson; Spaziergänge etc. und reichlich Schlaf sollen individuell hierzu als Stütze dienen.

Zur Optimierung der Entgiftung sollten die folgenden Belastungsfaktoren ausgeschaltet bzw. soweit als möglich reduziert werden:

- Aufnahme über die Nahrung bedingt und/oder eine Arbeitsplatz- bzw. Umweltkontamination wie beispielsweise Blei, Cadmium, Aluminium, Nickel, Arsen etc.
- Lebensmittel-Zusatzstoffe u.a. Farbstoffe, Aroma- und Geschmacksstoffe, Konservierungsstoffe, Emulgatoren, Süßstoffe, Antioxidantien (E310-312, E320, E321)
- Insektizide, Pestizide, Herbizide, Biozide, Kunstdünger, Reinigungsmittel, Kunststoffe, fakultative Kanzerogene, Schwermetallbelastungen wie Queck-

1 Chronische Colitiden

silber (endogene Belastung durch Implantate [Amalgam], die mehr oder weniger stark die enthaltenen Metallkomponenten freisetzen [Quecksilber, Kupfer, Zinn])
- Verschiedene in Frage kommenden Nahrungsmittel, die Unverträglichkeiten/allergische Reaktionen auslösen können (z.b. Getreide, Milch und Milchprodukte, Eier, Genußmittel, Gewürze, Nüsse, Pilze).
- Mögliche toxische Substanzen (Giftstoffe), die, meist Jahre zurückliegend, sich im Organismus abgelagert haben können wie z.b. Bakterien, Viren, Parasiten, Pilze sowie evtl. Rückstände von Allopathika (wie Antibiotika, Kortikosteroide, Analgetika, Antiphlogistika, Psychopharmaka etc.).

Als weitere therapeutische Möglichkeiten im Rahmen von Entgiftungsmaßnahmen sowie zur Stimulation und Modulation der körpereigenen Abwehr sind nachstehende Verfahren mit in den Therapieplan einzusetzen. Hierzu gehören Maßnahmen wie:

Nosodentherapie

Anhand der Anamnese und Untersuchungs-/Testergebnisse werden die entsprechend nachgewiesenen Elemente individuell als Eigennosode bzw. als Fremdnosode eingesetzt, z.B. Umweltschadstoffe, toxische Metalle, organische Verbindungen, mikrobielle Kulturen (Bakterien, Viren, Pilze in devitalisierter Form), homöopathisch aufbereitet und sterilisiert, um damit die „Ausleitung" durchzuführen. (Präparate: Nosoden-Injeele, KUF-Potenzreihe, sowohl als Einzelmittel als auch als sogenannte Kombinationspräparate erhältlich)

Einsatz von „Komplexbildner" 2,3-Dimercaptol-1-propansulfonsäure (DMPS)

Zur Mobilisierung und damit Ausleitung und Ausscheidung von Schwermetallen, vor allem Arsen, Blei, Cadmium und Quecksilber aus dem Körper (Testdurchführung, s. Seite 24, 25) kann man den Komplexbildner 2,3-Dimercaptol-1-propansulfonsäure (DMPS) einsetzen.

Bei einer Ausleitungstherapie ist zu berücksichtigen, daß sie mit einer entsprechenden Substitutionstherapie einhergehen muß; so kann beispielsweise ein bestehender oder ein durch die Ausleitungstherapie hervorgerufener Mangel an Spurenelementen (wie Kupfer und Zink) schon bei geringen Belastungen des Organismus mit Schwermetallen (z.B. Quecksilber, Blei und Cadmium) die Gefahr gegenüber dem Normalfall erhöhten Toxizität derselben bewirken. Daher ist vorab eine Untersuchung von Spurenelementen und Mineralstoffen zuzüglich einer Bestimmung von Schwermetallen, insbesondere bei einer Ausleitungstherapie dringendst angezeigt. Gegebenenfalls ist dann, je nach Untersuchungsergebnis, eine gezielte Supplementation von Mikronährstoffen vorzunehmen.

Therapeutischer Einsatz intermediärer Katalysatoren zur Entblockierung und Aktivierung (Induktion) des intermediären Stoffwechsels und der Atmungskette

Mit Hilfe intermediärer Katalysatoren läßt sich eine günstige Beeinflussung der Zelleistung erreichen und den blockierten Entgiftungsmechanismen entgegenwirken (Erhöhung der Energielieferung für die Zelle und Leistungssteigerung aller Körperfunktionen nebst Ankurbelung des Immunsystems).

Die nachfolgend aufgeführten, bis dato zur Verfügung stehenden Präparate lassen sich dabei in drei Gruppen unterteilen:

Gruppe A:

Intermediäre Säuren des Zitronensäurezyklus bzw. deren Salze. Intermediärprodukte als Monosubstanzen:

- Acid. cis-aconiticum-Injeel + forte (D6), D10, D30, D200
- Acid. citric-Injeel + forte (D6), D10, D30, D200
- Acid. fumaric-Injeel + forte (D6), D10, D30, D200
- Acid. α-ketoglutar-Injeel + forte (D6), D10, D30, D200
- Acid. DL-malic-Injeel + forte (D6), D10, D30, D200
- Acid. succinic-Injeel + forte (D6), D10, D30, D200
- Barium oxalsuccin-Injeel + forte (D6), D10, D30, D200
- Natrium oxalacetic-Injeel + forte (D6), D10, D30, D200
- Natrium pyruvic-Injeel + forte (D6), D10, D30, D200

Gruppe B:

Chinone und deren Derivate sowie sonstige intermediäre Atmungskatalysatoren (mit Carbonylgruppen). Zur Verfügung stehende Produkte als Monosubstanzen:

- Anthrachinon-Injeel + forte (D8), D12, D30, D200
- Benzochinon-Injeel + forte (D6), D12, D30, D200
- para-Benzochinon-Injeel + forte (D8), D12, D30, D200
- Chinhydron-Injeel + forte (D8), D12, D30, D200
- Glyoxal-Injeel + forte (D8), D12, D30, D200
- Hydrochinon-Injeel + forte (D8), D12, D30, D200
- Methylenblau-Injeel + forte (D8), D12, D30, D200

1 Chronische Colitiden

- Methylglyoxal-Injeel + forte (D8), D12, D30, D200
- Naphthochinon-Injeel + forte (D8), D12, D30, D200
- Trichinoyl-Injeel + forte (D8), D12, D30, D200
- Ubichinon-Injeel + forte (D8), D12, D30, D200

Gruppe C:

sonstige Verbindungen mit katalysatorischen Effekten auf Atmungs- und Stoffwechselfunktionen (wie biogene Amine, Hormone, Elemente (Cer), Pflanzenextrakte (z.B. Anthozyane/Betazyane, Flavone, Flavonglykoside, Terpene- als Wasserstoffakzeptoren)

Die entsprechenden Katalysatoren werden zu Beginn der Therapie fast ausschließlich in der Injeel-Form (nicht die forte-Form) verwendet, da sonst zu starke Giftlösungserscheinungen auftreten können.

Hingewiesen sei an dieser Stelle auch auf das Kombinationspräparat „Coenzyme compositum" in Ampullenform, das u.a. sämtliche Katalysatoren des Zitronensäurezyklus enthält sowie auch auf das Kombinationspräparat „Ubichinon compositum", ebenfalls in Ampullenform.

Aktivierung der Zellatmung durch die Zufuhr entsprechender Aktivatoren und Cofaktoren für diverse Enzyme wie beispielsweise von Mineralstoffen und Spurenelementen sowie von Vitaminen (Coenzyme)

Die Aktivierung der Zellatmung/-oxidoreduktiven Vorgänge in der Zelle durch die Zufuhr entsprechender unspezifischer Katalysatoren – Vitamine (Coenzyme) sowie Spurenelemente, Mineralstoffe wie beispielsweise Selen, Zink, Kupfer, Mangan, Eisen, Magnesium als Aktivatoren und Cofaktoren für diverse Enzyme.

Supplementierung mit orthomolekularen Nährstoffen [56]

Bei nachgewiesenem Mangel bzw. bei erhöhtem Bedarf an Mikronährstoffen:

Wichtige Nährstoffe und ihre Funktion

Vitamin A:
Stimulation/Hemmung der Phagozytose von Makrophagen, Verstärkung der NK-Zellaktivität, Stimulation der zytotoxischen T-Zellen-Aktivität durch niedrige Dosierung, Hemmung durch hohe Dosierung, Verstärkung des Antitumor-Effekts von BCG. Antioxidans (?), Schutz der Zellmembran. Vitamin A ist bei der Ausbildung und Stabilisierung biologischer Membranen beteiligt.

Bei Vitamin-A-Mangel kann es zu einer Epithelschädigung von Schleimhäuten und zu einer vermehrten Freisetzung lysosomaler Enzyme kommen.

Vitamin C:
Unterstützung der Körperabwehr-Motilität der Makrophagen und der anderen phagozytierenden Zellen wird gesteigert; beteiligt u.a. an Redoxvorgängen, „Radikalfänger", Schutz gegen Toxine, Antioxidans (z.b. Schutz gegen Nitrosaminbildung, Reduktionsmittel – um das oxidierte α-Tocopherol wieder in die aktive Form zu überführen).

Vitamin E:
Verbesserung der Immunität und der Immunreaktion; α-Tocopherol und Tocochinon sind Redoxsysteme und können daher als Antioxidantien wirken. Vitamin A, hochungesättigte Fettsäuren, Thiolgruppen u.a.m. werden vor der Oxidation geschützt. Da Tocopherole lipophil sind, wirken sie in Membransystemen.

Vitamin B_1 (Thiamin):
Coenzymfunktion bei Decarboxylierung von α-Ketosäuren und Transketoloasereaktionen (Pentose-P-Zyklus); Aldehydgruppen-Transfer.

Vitamin B_2 (Riboflavin = Lactoflavin), Nicotinamid = Vitamin B_3:
Als FMN oder FAD bzw. als NAD/NADP sind sie Coenzyme zahlreicher Oxidoreduktasen (Dehydrogenasen). NAD und FAD sind Bestandteil der Atmungskette – Wasserstoffübertragung, Aktivierung der Zellatmung/Stoffwechsel).

Vitamin B_5 (Pantothensäure):
Pantothensäure ist das Dipeptid aus β-Alanin und 2,4-Dihydroxy-3,3-Dimethyl-Buttersäure. Es ist zusammen mit Cysteamin und ATP Baustein des Coenzyms A, das für die Übertragung von Acetyl- und Acylgruppen zuständig ist.

Vitamin B_6 (Pyridoxin):
Als PALP mit Coenzymfunktion bei: Transaminierung, Decarboxylierung (Bildung biogener Amine), α-,β-Elimination (Aminogruppentransfer) -> Cofaktor der Proteinbiosynthese; essentiell für das Immunsystem, Antikörpersynthese.

Zink:
Maßgeblich an der Unterstützung von spezifischen (zellulär -> T-Lymphozyten, humoral —> B-Lymphos) und unspezifischen (zellulär – Phagozytose, hu-

moral -> Komplementsystem, Interferon, Lysosomen-Funktion u.a.) Immunabwehrmechanismen beteiligt. Als Bestandteil von Enzymen (Carboanhydrase, Malatdehydrogenase, Lactatdehydrogenase etc.) spielt Zink eine wichtige Rolle für den Stoffwechsel. Es hält in diesen Enzymen koordinativ Aminosäuren in einer für diese Reaktion günstigen Position fest („Aminosäuren-Kettenbildung"); Einfluß bei der Replikation von Nukleinsäuren und der Biosynthese von Proteinen. Hierzu zählen z.b. DNA- und RNA-Polymerasen, Nukleotid-Transferasen, t-RNA-Synthetasen und die Desoxythymidinkinase. Als ein Coenzym von „SOD" (Superoxiddismutase) schützt Zink den Organismus vor oxidativen Prozessen -> Schutz und Kontrollfunktionen an Zellmembranen/-strukturen; zwischen Zink und Schwermetallen wie Cadmium und Quecksilber besteht eine kompetitive Resorptionshemmung.

Selen:
Bestandteil des Enzyms Glutationperoxidase, Schutz gegen Peroxide und Metaboliten, Strahlung und Radikale; Beschleunigung der Entgiftung und Ausscheidung z.B. von Schwermetallen; Stimulation des Immunsystems u.a.

Kupfer:
Wichtige Funktionen in diversen Stoffwechselprozessen.
- Als Enzymbestandteil findet es sich z.T. komplex gebunden im Cytochrom a, in der Kataslase, der Monoaminooxidase, Ascorbinsäureoxidase und der Ferrioxidase I = Coeruloplasmin.
- Als Coenzym von „SOD" schützt Kupfer den Organismus vor Oxidation.
- Es beeinflußt die Absorption und den Transport von Eisen, wichtig für die Bildung von Hämoglobin

Eisen:
Bestandteil der eisenhaltigen Redoxsysteme; die O_2-umsetzenden Enzyme (Cytochromoxidase, Dioxygenasen, Hydroxylasen) wie die Katalasen und Peroxidasen enthalten Fe.

Germanium:
Antioxidans; regt die Interferonproduktion an; wirkt als Katalysator bei der O_2-Versorgung im Gewebe.

Molybdän:
Spielt bei der Xanthionoxidase und Aldehydoxidase als Baustein eine Rolle. Damit ist es am Elektronentransfer der Flavoproteine beteiligt.

Therapie chronisch entzündlicher Darmerkrankungen 1.4

Mangan:
Mangan ist Cofaktor der Peptidasen, der Arginase, des Malat-Enzyms und der Isozitratdehydrogenase; Coenzym von „SOD", Schutz vor Oxidantien.

Magnesium:
biologische Wirkung:
- Bedeutung des Mg^{2+}-Ions als Enzymaktivator und Partner bei der Komplexbildungsreaktion.
- Magnesium nimmt an Reaktionen teil, bei denen Phosphatgruppen übertragen, Phosphatester gebildet oder gespalten werden, indem es die Enzyme aktiviert. Das Substrat der ATP-asen und Phosphatasen ist ein Komplex aus ATP und Magnesium. Magnesium ist ferner an der Aktivierung der Nukleinbiosynthese beteiligt.

Methionin:
- spielt eine wichtige Rolle bei Biosynthesen und Entgiftungsreaktionen
- wichtiger CH_3-Donator in vielen Methylisierungsreaktionen
- Vorstufe von Cystein und Cystin

Cystein:
Baustein des Glutathions

Glutamat:
- Baustein des Glutathions
- Vorstufe der Υ-Aminobuttersäure (Neurotransmitter)/Decarboxylierung zu γ–NH_2-Butyrat (GABA)
- Harnstoffbildung durch Abgabe von NH_4^+
- NH_3-Donator im Nierentubulus
- Amidbildung mit Ammoniak (Glutamin)
- Notwendig für die Biosynthese von Purinen, Pyrimidin

Glycin:
- Ausgangsprodukt bei der Glutathionbiosynthese (Glycin, Glutamat und Cystein; die Cystein-SH-Gruppe schützt die Sulfhydrylgruppen der Enzyme, die SH-Gruppen der Membran und das Hb vor Oxidation)
- beteiligt an Konjugations- bzw. Entgiftungsfunktionen der Leber
- Ausgangsprodukt bei der Purinbiosynthese, Porphyrinbiosynthese, Kreatininbiosynthese und bei der Lezithin- und Cholinsynthese (über Serin)

Serin:
beteiligt an der Synthese von Phosphatiden

1 Chronische Colitiden

Aspartat:
- Durch Kondensation mit Carbamylphosphat entsteht Carbamylaspartat (Beginn der Pyrimidinsynthese => Nukleinsäuren, Nucleotide)
- Durch Decarboxylierung entsteht β–Alanin (Bestandteil von Pantothensäure)
- als Aminogruppenüberträger (Harnstoffbildung)

Zielsetzung der orthomolekularen Therapie u.a. mit den wesentlichen Mikronährstoffen, z.B. den Wirkstoffen β–Carotin, Vitamin A, C, E+B-Komplex, Selen, Zink, Mangan und Kupfer:

Die Ziele der orthomolekularen Therapie sind:
- Inaktivierung und Eliminierung von Schwermetallen wie Quecksilber, Arsen, Blei, Cadmium u.a. aus dem Organismus (Entgiftungsfunktion).

So ist zum Beispiel bei Mangel an Zink, Kalzium, Eisen, Selen, Kupfer und Mangan eine erhöhte Toxizität der drei Schwermetalle Quecksilber, Cadmium und Blei nachzuweisen.

Durch eine zusätzliche Gabe von Spurenelementen (gezielter Einsatz des jeweiligen Schwermetall-Antagonisten) kann die Toxizität gemindert werden.

- Abwehr von freien Radikalen/Radikalenfänger (-> Antioxidationsfunktion)
- Immunstimulation und Immunmodulation
- Verbesserung der Zellatmung/des Zellstoffwechsels

Folgende Kombinationspräparate, an denen der persönliche Bedarf an Mikronährstoffen abgestimmt werden kann, wären beispielsweise zu nennen:
- MultiFour+, Soft Multi, Vegetarian Multiple, Multi Max 1
- Antoxid®, eine wirksame Kombination von Antioxidantien, bestehend aus β–Carotin, Vitamin E, Vitamin C, Zink (aminosäuregebunden), Selen (L-Selenomethionin, L-Cystein, L-Glutathion, Superoxiddismutase (SOD), Katalase, Glutathionperoxidase, Thymusextrakt und Solidago, die sich bei der Aufnahme und im Metabolismus des Organismus in ihrer Wirkung synergetisch ergänzen und damit eine stärkere Wirkung als die einer einzelnen Substanz erzielen können. Die genannten Produkte, hergestellt von der Firma Orthica, sind frei von Hefe, Zucker, Farb-, Aroma-, Geschmacks- und Konservierungsstoffen (hypoallergen).

Sonstige Verfahren zur Immunstimulation/-modulation

- Pflanzliche Immunstimulantien/Mittel aus Pflanzenextrakten wie Echinacea, Thuja, Baptisia, Eleuterokokkus, Arnica, Eupatorium (Präparate wie Pascoleucyn® Tropfen, Pascotox®N Tabletten).

Therapie chronisch entzündlicher Darmerkrankungen 1.4

- Thymusfraktionen, -peptide oder Thymusgesamtextrakt
- Therapie mit Milzpeptiden, -peptidfraktionen (z.b. das Präparat Polyerga®, von der Firma Merz + Co GmbH)
- Sauerstofftherapien:
  Prinzipiell ist allen Sauerstofftherapien ein Ziel gemeinsam:
  – Bekämpfung von O_2-Mangelzuständen und -krankheiten, Durchblutungsstörungen, besonders im Bereich der Mikrozirkulation.
  – Verbesserung des Immunstatus; immunaktivierender Effekt. Daher kann jeder Sauerstoffmangel, besonders für schnell proliferierende Zellen mit einer intensiven Proteinsysnthese (u.a. lymphatischer Gewebe, humorale und zelluläre Immunabwehr) gravierend sein. Umgekehrt bedeutet dies, daß wir frühzeitig, in regelmäßigen Zeitabständen und der genauen Dosierung durch Sauerstoffzufuhr und Bewegung, auch auf das zelluläre Immunsystem fördernd einwirken können.

Methoden der Sauerstoffanwendungen

Kurze Beschreibung zu einzelnen O_2-Therapiemethoden:
- Routine-Sauerstoff-Inhalationstherapie
- Ionisierte Sauerstoff-Inhalationstherapie (besonders bewährt hat sich hier z.b. der VARGATOR Sauerstoff-Ionisator [Klaus Marquardt, Bezugsadresse, s. Anhang] der mit einer außerordentlich niedrigen Hochspannung [5,5 kV] eine sehr hohe Ionenkonzentration von mind. $4,0 \times 10^6$ Ionen/cm^3 in der Atemmaske erreicht).
- Sauerstoff-Mehrschritt-Therapie (SMT) nach Prof.M. v. Ardenne
- Seminare für Sauerstoff-Mehrschritt-Therapie (SMT) werden regelmäßig u.a. von OXICUR Medizin-Technik GmbH regelmäßig durchgeführt; Seminarschwerpunkte:
  – Die klassische SMT
  – SMT mit ionisiertem Sauerstoff
  – Bestimmung des Sauerstoffstatus
  – Gerätkunde (Sauerstoff-Konzentratoren, Ionisationsgeräte, PO_2-Meßtechnik)
  – Indikationen/Kontraindikationen
- O_2-Überdruck-Therapie (Überdruckkammern)
- Oxivenierungstherapie nach Regelsberger
- Therapie mit Sauerstoff-aktiviertem Trinkwasser/Sauerstoffanreicherung: bis 70 mg pro Liter H_2O, je nach Härtegrad, normales Trinkwasser hat zwischen 6,5 und 7,5 mg pro Liter; s. entsprechende Gerätetypen, z.B. das AQUA PLUS O_2-Gerät (Klaus Marquardt).

1 Chronische Colitiden

- Perorale Sauerstoff-Therapie (POT), im Jahre 1988 von Prof. Dr. Pakdaman vorgestellt.
- Sauerstoff-Ozon-Therapie (Oxyontherapie)
- Sauerstoff-Singulett-Therapie
- Hämatogene Oxydationstherapie nach Wehrli (HOT)
- Modifizierte Eigenbluttherapie: Hämatogene Sauerstoff-Photonen-Therapie (H.S.P.-Therapie), Aktiv-Sauerstoff-Photo-Biochemo-energetische Eigenbluttherapie.
Bei dem hier vorgestellten Verfahren mit dem Oxy-Active-Laser-Gerät der Firma „Medical Systems", München wird venöses Blut in einer Vakuumflasche entnommen und mit Singulett-Sauerstoff angereichert, der aus medizinischem Sauerstoff in einer speziellen Brennkammer des Gerätes erzeugt wird. Die Bestrahlung des Blutes mit Laser-Photonen bestimmter Wellenlängen erfolgt bei der unmittelbar nach Sauerstoffanreicherung stattfindenden Reinfusion des Blutes, indem der Infusionsschlauch durch die Laser-Bestrahlungseinheit des Gerätes geführt wird und somit eine intensive Laserbestrahlung erfolgt. Ausführliche Informationen bzw. Unterlagen zur H.S.P.-Therapie, Darstellung der wissenschaftlichen Sachverhalte, Anwendungsbeispiele etc. sind über die Firma Medical Systems, Herrn Dr. Sebastian zu beziehen (Bezugsadresse s. Anhang).
- Hämatogene-Oxydations-Therapie mit magne-aktiv-Sauerstoff/O_2-Aktivierung mit elektromagnetischen Strahlen im Wellenbereich von 10^{-3} bis 10^{-9} und einem Magnetfeld bis 1 Tesla (s. z.B. Gerätetyp „MED O_2-HOT-MAGNE-AKTIV", [Klaus Marquardt]).

Sauerstoffaktivierung durch Magnetfeld erfolgt dadurch, daß das Sauerstoffmolekül (relativ) stark paramagnetisch ist. Dieser Paramagnetismus resultiert daraus, daß sich magnetische Einzelmomente der Elektronen gegenseitig nicht aufheben. Als Folge hat der Sauerstoff nach außen hin ein magnetisches Moment – er ist paramagnetisch. Mit anderen Worten, seine äußere Schale enthält zwei „ungepaarte" (nicht kompensierte) Elektronen mit gleichen Spins. Deswegen nennt man Sauerstoff auch „paramagnetisches Diradikal".

Gerade diese von außen mit Magnetfeld beeinflußbaren, äußeren Elektronen beim Sauerstoff (Válenzelektronen) sind für die chemische Eigenschaft des Sauerstoffs verantwortlich. Mit Magnetfeld behandelter Sauerstoff gewinnt Energie (Orientierungsenergie) und damit wird seine Reaktionsfreudigkeit erhöht. Außerdem soll das Sauerstoffatom nach „Erfüllungsgesetz" in seiner äußeren Elektronenbahn acht Elektronen haben ($2 \times n^2 = 2 \times 2^2 = 8$). Es hat aber nach elektrostatischem Gleichgewicht mit Kern nur sechs. Also für zwei

Elektronen ist noch Platz frei. Diese Eigenschaft des Sauerstoffs nennt man Affinität und zwar „zweiwertig" („Durst" für zwei Elektronen). Durch fünffach erhöhte Bestrahlungsfläche, mit Kaltlichtreflektor gebündelte Halogenstrahlen, wird zum Sauerstoff nochmals Energie (Schwingungsenergie) zugefügt, so daß durch diese zweifache Energiezugabe die Reaktionskinetik des Sauerstoffes rapid steigt und Reaktionen beschleunigt werden, wie das auch aus den gewonnen Meßergebnissen (Reaktionsgeschwindigkeit und bei sauerstoffdefizitärer Blutsättigung) deutlich zu erkennen ist.

Bei der nur 10-Sekunden-Begasung (Aufschäumung) von 100 ml Venenblut mit medizinischem Sauerstoff (0,4 l/min) erhöht sich der O_2-Partialdruck im Blut (in vitro) um etwa 23%.

Derselbe Vorgang dagegen zeigt bei einer „magne-aktiv"-Sauerstoff-Behandlung 121% höheren Partialdruck des Sauerstoffs im Blut.

Die Wirkung bleibt langzeitig anhaltend bestehen (Sauerstoffmemorie), wie bei mehreren Untersuchungen (Dr. A. Varga, Hygiene-Institut, Universität Heidelberg) festgestellt worden ist. Dabei ist der Gewinn in den Respirations-Reaktionen z.B. nach 10 Minuten etwa 56%.

Sauerstoffmessung

Ein einfaches und unblutiges Meßverfahren zuir Bestimmung der Sauerstoffdynamik im peripheren Gewebe stellt beispielsweise der Hypoxietest nach Dr. V. Netz dar [49 a].

1. Definition der Begriffe

Ruhe-pO_2

Der Ruhe-pO_2 ist gleich nach jenem O_2-Partialdruck, der sich im Zustand eines Gleichgewichtes nach Hyperämisierung in Ruhe einstellt (quasi-arterieller pO_2). Sein Absolutwert wird durch vielfältige Einflüsse und Bedingungen stark beeinflußt, weshalb er als absolute Meßgröße nicht verwertbar ist. Der Ruhe-pO_2 ist für den HYPOXIETEST lediglich eine Hilfsgröße.

Hypoxiephase tH

Als Hypoxiephase wird die Zeitspanne bezeichnet, die vom Zeitpunkt einer totalen Unterbrechung des Blutflusses in einer Extremität bis zur Beseitigung dieser Unterbrechung vergeht. Infolge der O_2-Zehrung bei ausbleibendem Sauerstoffnachschub durch die künstlich erzeugte Ischämie sinkt der tc pO_2 in der Hypoxiephase ab.

1 Chronische Colitiden

Reoxygenisierungsphase tR

Als Reoxygenisierungsphase wird die Zeitspanne bezeichnet, die vom Zeitpunkt der Beseitigung einer künstlich erzeugten Ischämie bis zum Wiedererreichen der Ruhe-tc pO_2 vergeht. Infolge der O_2-Zufuhr durch das wieder einströmende Blut steigt der tc pO_2 in der Reoxygenisierungsphase an.

Übergangsphase tÜ

In Abhängigkeit individueller Einflußgrößen – vor allem des Stoffwechsels – kann sich eine mehr oder weniger ausgeprägte Übergangsphase ausbilden.

Als Übergangsphase wird die Zeitspanne bezeichnet, die vom Zeitpunkt der völligen Beseitigung der künstlich erzeugten Ischämie bis zum Erreichen des gleichen tc pO_2 beim Wiederanstieg benötigt wird.

Die Übergangsphase ist Bestandteil der Reoxygenisierungsphase.

Differenzflächen F_D

Als Differenzfläche wird die Fläche bezeichnet, die sich zwischen der Spiegelung der Kurve der Hypoxiephase und der Kurve der dazugehörenden Reoxygenisierungsphase ergibt. Die Spiegelungsachse für die Kurve der Hypoxiephase liegt im Minimum der HYPOXIETEST-Verlaufskurve. Die Differenzfläche wird im Computerausdruck in % ausgewiesen.

2. Testausführung

Am Unterarm des Patienten wird mittels Klebering die Clark-Elektrode eines pO_2-Monitors fixiert. Nachdem der Ruhe-pO_2 erreicht ist, wird mittels Manschette eines Blutdruckmeßgerätes eine künstliche Ischämie im Unterarm erzeugt, so daß infolge der ausbleibenden O_2-Zufuhr der tc pO_2 absinkt. (Hypoxiephase). Nach Erreichen eines definierten erniedrigten tc pO_2-Wertes wird durch das Öffnen der Manschette der Blutfluß in dieser Extremität wieder freigegeben, was mit einem Wiederanstieg des pO_2-Wertes (Reoxygenisierungsphase) verbunden ist. Die Erfassung des tc pO_2-Verlaufes während der Testdurchführung erfolgt computergestützt.

3. Auswertung der Hypoxietest-Verlaufskurven

Obwohl noch keine pathologisch exakte Interpretation der Hypoxietest-Verlaufskurven vorliegt, sind aus den vorliegenden Ergebnissen Schlußfolgerungen bezüglich der momentanen körperlich-geistigen Kondition zu ziehen und O_2-Defizite im peripheren Gewebe zu erkennen.

Die tc pO_2-Verlaufskurve (s. Abb. 20) widerspiegelt
– die O_2-Versorgung des Gewebes

– den Zellstoffwechsel
– den Tonus der Haut.

Aus über 1000 tc pO_2-Verlaufskurven männlicher und weiblicher Personen verschiedener Zielgruppen wurden empirisch Standardkurvenverläufe für körperlich-geistige Kondistionszustände beschrieben. Sie wurden in vier Konditionsgruppen unterteilt (s. Abb. 21):

A = sehr gut
B = gut
C = mittelmäßig
D = schlecht

Die Auswertung erfolgt durch einen Vergleich der Verlaufskurven.
Durch den personellen Vergleich von HYPOXIETEST-Verlaufskurven werden die Wirkungen von Behandlungen und vom Gesundheitsverhalten sichtbar gemacht.

Der interpersonelle Vergleich von HYPOXIETEST-Verlaufskurven basiert auf den empirisch ermittelten Standardbereichen und Verläufen. Er gestattet eine individuele Zuordnung zur Zielgruppe und eine Beurteilung des momentanen Konditionszustandes im Vergleich zur Zielgruppe.

Aus dem Symmetrievergleich einer tc pO_2-Verlaufskurve des HYPOXIE-TEST lassen sich Schlußfolgerungen über Sauerstoffdefizite im Körper erkennen und deren Beseitigung durch Behandlungen nachweisen (Größe der Differenzfläche).

Normierte Größen der Differenzfläche in % ausgewiesen:
bis 10% Defizit = gut
bis 20% Defizit = noch ausreichend
ab   30% Defizit = therapiebedürftig

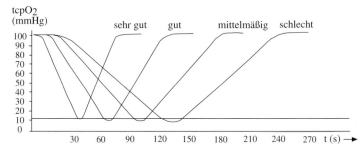

Abb. 20: Allgemeine HYPOXIETEST-Verlaufskurve.

1 Chronische Colitiden

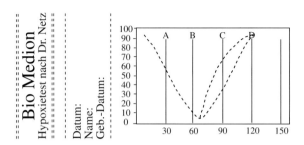

Verlaufskurve mit Markierung des Konditionszustandes
A= sehr gut, B= gut, C= mittelmäßig, D= schlecht

Abb. 21: Ausdruck des normierten Hypoxietestes.

2 Praxisorientierte Spenglersan-Immuntherapie: Steigerung der humanklinischen Therapieeffizienz bei chronischen Colitiden

2.1 Spenglersan Kolloide, mikrobiologische Immunmodulatoren zur aktiven und passiven Immunisierung; Überblick über die Spenglersan Kolloide, deren Zusammensetzung, Indikationen, pharmakologische Eigenschaften und Wirkungsweise

Vor über 80 Jahren hat Dr. med. Carl Spengler das bei der Tuberkulosebehandlung erfolgreiche Spenglersan Kolloid T entwickelt. Weitere Spenglersan Kolloide folgten (s. Tab. 15, Spenglersan Kolloide; Zusammensetzung, Indikationen). Zur damaligen Zeit, als man über infektiöse Krankheitserreger und das Immunsystem noch relativ wenig wußte, war dies eine herausragende wissenschaftliche Leistung. Die Intuition, die dem aufmerksamen Wechselspiel von Beobachtung und Erfahrung entsprang, machte Spenglers Genialität aus und hat diesem großen Arzt und Forscher recht gegeben.

In Hunderten von Veröffentlichungen aus aller Welt werden die vielfältigen Anwendungsmöglich-keiten der Spenglersan Kolloide sowie deren Wirksamkeit bei den verschiedensten akuten und chronischen Erkrankungen beschrieben. Diesen Erfahrungsschatz von Tausenden von Medizinern kann man heute mit modernsten wissenschaftlichen Untersuchungen bestätigen (s. Punkt 2.2, Seite 104)

Zu den Präparaten, die aus Bakterien gewonnen werden können, zählen auch die Spenglersan Kolloide. Zur Gewinnung der Antigene werden keine Mischkulturen, sondern von jeder Bakteriensorte Reinkulturen gezüchtet. Die Vermischung erfolgt erst im weiteren Verlauf eines besonderen Herstellungsverfahrens.

2.1.1 Pharmakologische Eigenschaften

Die Spenglersan Kolloide bewirken aufgrund der Vielzahl der verschiedenen Antigen-Determinanten eine erregerunspezifische Stimulation des zellulären Immunsystems. Diese erfolgt in der Regel durch:

2 Praxisorientierte Spenglersan-Immuntherapie

- Aktivierung von T-Lymphozyten
- Stimulation der Phagozytose-Aktivität von basophilen Granulozyten
- Steigerung der Makrophagenproliferation
- Induktion von Zytokinen
- Änderung der mikrozirkulatorischen Merkmale

Die Indikationsstelllung erfolgt aufgrund jahrzehntelanger Anwendung sowie klinischer Studien.

Bedingt durch die Tatsache, daß viele Erkrankungen auf Mischinfektionen, Schwächen/Defekten der körpereigenen Abwehr/Hyper- und Hyporeaktivität des Immunsystems (Regulationsschwächen, -blockaden) beruhen – zu nennen sind beispielsweise Infektionen, Karzinome, allergische Erkrankungen, rheumatische Leiden, Autoimmunkrankheiten etc. – ergibt sich hier mit den Spenglersan Kolloiden eine große therapeutische Breite.

2.1.2 Wirkungsweise

Durch die in den Spenglersan Kolloiden enthaltene
- „Vakzinoidkomponente" – Zufuhr von Antigenen (= entgiftete Toxine/spezielle Verfahren) unterschiedlicher Zusammensetzung wird die Fähigkeit des Organismus angeregt, Antikörper (Antitoxine) gegen die eingedrungene Vakzinoidkomponente zu bilden. Dieser Vorgang kommt im Prinzip einer aktiven Immunisierung gleich.
- „Immunkörper-Komponente" – es werden dem Organismus bereits vorhandene Antikörper (Antitoxine) zugeführt, wodurch dieser Vorgang den Charakter einer passiven Immunisierung erhält.

Im Tierversuch und in vitro stellte Spengler fest, daß die konzentrierten Kolloide schwach, die millionenfach verdünnten hingegen stark wirksam sind. Ein empirischer Befund, der durch die quantenbiologische Treffer-Therapie Jordans seine exakte Bestätigung gefunden hat.

Die Tatsache, daß nur völlig abgebaute Antigenoide in sehr hoher Verdünnung zur Verwendung kommen, läßt die Spenglersan Kolloide ungiftig und unschädlich erscheinen. Spengler hat anfangs seine Kolloide injiziert, bis er bereits im Jahre 1904 auf die perkutane Applikation kam. Diese erwies sich der Injektionsform überlegen, weil die Resorption langsam erfolgt. Der Körper wird dadurch für das Mittel stufenweise aufnahmefähig gemacht, zu starke Reaktionen werden dadurch ausgeschaltet. Die Art der Applikation (Einreibung) und die hohe Verdünnung unterscheidet sich grundlegend von sonstigen Vakzinen und Seren.

Spenglersan Kolloide 2.1

Tab. 15: Spenglersan-Kolloide; Zusammensetzung, Indikationen.

Kolloid	Zusammensetzung	Indikation
Spenglersan Kolloid A	1ml enthält Antigene D9 und Antitoxine D9 aus Myobacterium tuberculosis typus bovinus, Mycobacterium tuberculosis typus brevis.	Hypertonie, Herzerkrankungen, vorzeitige Altersbeschwerden bei Drüsen- und Stoffwechselstörungen, Arteriosklerose, Nervenkrankheiten, Parodontose, Prostataerkrankungen
Spenglersan Kolloid D	1ml enthält Antigene D9 aus Streptococcus lacticus, -pyogenes, -haemoliticus, -viridans. Staphylococcus albus, -pharyngis, -aureus, Diplococcus lanceolatus, Mycobacterium tuberculosis typus bovinus	Testung aller Herdinfekte an Zähnen, Tonsillen, Nebenhöhlen usw.
Spengersan Kolloid Dx	1ml enthält Antigene D9 und Antitoxine D9 aus Streptococcus lanceolatus, Staphylococcus aureus, Diplococcus pneumoniae	Testung aller Herdinfekte an Zähnen, Tonsillen, Nebenhöhlen usw.
Spenglersan Kolloid E	1ml enthält Antigene D9 und Antitoxine D9 aus reponema pallidum	
Spenglersan Kolloid G	1ml enthält Antigene D9 und Antitoxine D9 aus Virus influencae Spengler, Bacillus influencae Pfeiffer, Bacterium pneumoniae	Erkältungskrankheiten, Grippe, Angina, Furunkulose, Entzündungen
Spenglersan Kolloid K	1ml enthält Antigene D9 und Antitoxine D9 aus Streptococcus lanceolatus, Staphylococcus aureus, Diplococcus pneumoniae	Kreislaufstörungen, venöse Erkrankungen, Koliken, allergische Leiden wie Asthma, Heuschnupfen usw.
Spenglersan Kolloid M	1ml enthält Antigene D9 und Antitoxine D9 aus Plasmodium Malaria	
Spenglersan Kolloid Om	1m enthält Antigene D9 aus Streptococcus lacticus, -pyogenes, -haemoliticus, -viridans, Staphylococcus albus, -pharyngis, -aureus, Diplococcus lanceolatus, Mycobacterium tuberculosis typus bovinus	Kreislaufstörungen, venöse Erkrankungen, allergische Leiden in Kombination mit Spenglersan Kolloid A und Spenglersan Kolloid K
Spenglersan Kolloid R	1ml enthält Antigene D9 und Antitoxine D9 aus Mycobacterium tuberculosis typus bovinus, Mycobacterium tuberculosis typus brevis, Streptococcus pyogenes	Rheuma, Gicht, Ischias, Neuralgien
Spenglersan Kolloid T	1ml enthält Antigene D9 und Antitoxine D9 aus Mycobacterium tuberculosis typus humanus, -brevis, -bovinus, Diplococcus pneumoniae, Streptococcus mucosus	Skrofulose und Tuberkulose sowie deren latente und larvierte Ausdrucksformen wie Asthma, Ekzeme, Rheuma, Migräne usw.

2 Praxisorientierte Spenglersan-Immuntherapie

Das Indikationsspektrum der Spenglersan-Therapie ist außerordentlich breit, denn diese Therapie erschließt das große Gebiet der Krankheiten mit sogenannten „unbekannten Ätiologien" (s. Morbus Crohn, Colitis ulcerosa). Nach Spengler-Poncet-Hollos sind die Grundlagen dieser Krankheiten Tuberkulotoxikosen und nach Spengler außerdem noch sich häufig über mehrere Generationen erstreckende luetisch-toxische Erbschwächen. So können die verschiedensten Krankheitsbilder zustande kommen. Zur schnellen Erfassung der meist vorhandenen Mischinfektionen hat Spengler seine Kolloide so polyvalent wie möglich gestaltet.

2.2 Wirkprinzip und Effekte der Spenglersan Kolloide

Die Spenglersan Kolloide werden, wie bereits erwähnt, perkutan angewendet.

Die bisherige Vorstellung, ein perkutan applizierter Stoff müsse zunächst durch die Haut resorbiert werden, um im Organismus eine immunologische Wirkung entfalten zu können, hat sich inzwischen als Irrtum herausgestellt. Die Epidermiszellen bilden auf einen Kontaktreiz hin endogene Wirkstoffe, die Neuropeptide.

Verschiedene Zellen im Körper besitzen Rezeptoren für diese Botenstoffe (Gewebshormone).

Die Weiterleitung eines auf die Haut auftreffenden Signals mittels Gewebshormon bis zur Hypophyse dürfte unter zeitbezogenem Aspekt schneller ablaufen als via Wirkstoffresorption durch die Hautschichten bis zu den Kapillaren, um dann an den Endothelzellen direkt in Form einer Rezeptorexpression zu wirken.

Immunologisch aktive Komponenten sind noch in sehr hohen Verdünnungen wirksam, wie z.B. von den Interleukinen bekannt ist. Wie in einschlägigen Literaturberichten über die Spenglersan Kolloide zu entnehmen, beträgt die Zeit nach perkutaner Spenglersan Kolloid-Applikation und beginnendem Wirkungseffekt weniger als eine Minute. Würde eine Resorption durch die Hautschichten hindurch als Wirkungsauslöser unterstellt, ist die gemessene Zeit von unter einer Minute für die Wirkungsauslösung zu kurz.

Die „Fernwirkungen" der Spenglersan Kolloide beispielsweise – Einreibung in die Bauchhaut und unmittelbarer Wirkungseffekt an der Kolonmuskulatur – lassen sich mit dem dargelegten Modell erklären.

Dr. Klopp vom Institut für Mikrozirkulation, Berlin, konnte mit Hilfe einer völlig neuen intravitalmikroskopischen Untersuchungsmethode demonstrie-

Wirkprinzip und Effekte der Spenglersan Kolloide 2.2

ren, wie Wirkungseffekte eines auf D9 potenzierten homöopathischen Immuntherapeutikums (Spenglersan Kolloid G) der Firma Meckel-Spenglersan GmbH, 77815 Bühl/Baden auf die Mikrozirkulation des Organs Haut nachgewiesen werden konnten [35a].

Die derzeit klinisch praktizierte Kapillarmikroskopie, die einzige bisher entwickelte Untersuchungsmethode zur direkten Erfassung des Funktionszustandes der Mikrozirkulation, ist nur an einigen Kapillarschlingen am Nagelfalz möglich. Eine komplette und direkte Erfassung von zusammenhängenden kapillaren Netzwerken ist klinisch zwingend, scheiterte jedoch bisher an den gerätetechnischen Unzulänglichkeiten der handelsüblichen Untersuchungseinheiten.

Im Institut für Mikrozirkulation in Berlin wurde aber in jüngster Zeit ein neuer methodischer Weg erschlossen und durch eine große Reihe von Voruntersuchungen validiert. Durch ein kombiniertes Auflicht-Durchlicht-Verfahren mit selektiven Photonengeneratoren in unterschiedlichen Spektralbereichen computergestützt, ist es gelungen, in bisher unerreichte Gewebetiefen unverletzter Organe vorzudringen. Auf diese Weise wurde es erstmals möglich, komplette mikrovaskuläre Netzwerke in beliebigen Hautregionen direkt zu beobachten und exakte Messungen zugänglich zu machen.

Das hierbei erzielte räumliche und zeitliche Auflösungsvermögen der Untersuchungseinheit erlaubt die Messung geometrischer und dynamischer Merkmale der subkutanen Mikroperfusion und eine direkte Analyse der arteriolären und venulären Vasomotion. Sogar der Lymphstrom konnte erstmals ohne optische Kontrastmittel beobachtet und gemessen werden. Dadurch ist es nun tatsächlich möglich, daß der Untersucher zum unmittelbaren Augenzeugen der natürlichen physiologischen und pathologischen Phänomene der Mikrozirkulation wird. Gemessen werden somit keine analogen Größen, sondern die biologisch relevanten Merkmale selbst.

Durch diesen, am Institut für Mikrozirkulation entwickelten, neuen methodischen Weg war es nun erstmalig möglich, die Wirkung der perkutanen Applikation von Spenglersan Kolloid G in kompletten mikrovaskulären Netzwerken in beliebigen Hautregionen und in bisher unerreichten Schichtdicken (Organtiefen) mit sehr hoher Meßgenauigkeit zu untersuchen.

Eindrucksvollstes Ergebnis dieser Studie mit einer repräsentativen Stichprobe von 12 Probanden war der Anstieg des lokalen Leukokrit, der auch nach 10 Minuten p.a. noch anhält. Es wurde bereits 5 Minuten nach Applikation von 20 Tropfen Spenglersan Kolloid G eine Erhöhung der weißen Blutzellen um 20% festgestellt (s. Seite 106, Abb. 22).

Strömungsmechanisch günstig war dabei, daß gleichzeitig die Anzahl adhärierender weißer Zellen nur unwesentlich erhöht gewesen ist. Auch war bemerkenswert, daß durch die mäßige Hämodilution einem Anstieg der Blutviskosität und damit einer Verschlechterung der Fließeigenschaften des Blutes entgegengewirkt wurde. Des weiteren ergaben sich aufgrund der Untersuchungsergebnisse auch keine Anhaltspunkte für das Auftreten unerwünschter Nebenwirkungen nach Applikation von Spenglersan Kolloid G.

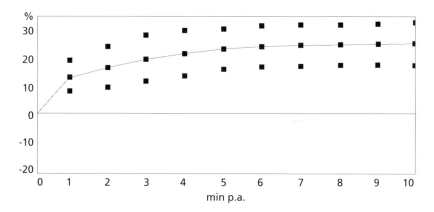

Abb. 22: Mittlere Veränderungen des Mikroleukokrits in Aterielen einer menschlichen Ellenbeuge (N=12) in zeitliche Folge nach perkutaner Applikation von Spenglersan Kolloid G.

Einen weiteren Durchbruch zur experimentellen Bestimmung des Wirksamkeitsnachweises eines Präparates in D9 Potenzierung (Spenglersan Kolloid G), erzielte Prof. Bundschuh vom Institut für Trans-fusionsmedizin der Humboldt-Universität Berlin (Charité) mit seiner Untersuchung über „Spenglersan Kolloid G induzierte Rezeptorexpression an Keratinozyten"[3a].

Erstmalig wurde bewiesen, daß Spenglersan Kolloid G (D9) bei einer experimentellen Testung von Keratinozyten humaner Herkunft eine Exprimierung der Zellmembranrezeptoren ICAM-1 und HLA-DR bewirkt.

Die Zellen wurden aus Spalthaut humaner Herkunft gewonnen, nach enzymatischer Ablösung kultiviert und anschließend 30 Minuten mit Spenglersan Kolloid G in verschiedenen Konzentrationen sowie der Potenzierungslösung (als Kontrolle in zwei verschiedenen Konzentrationen) inkubiert. Zum Nachweis exprimierter Rezeptoren wurden Anti-ICAM-1 und Anti-HLA-DR verwendet. Der Nachweis erfolgte mittels APAAP-Technik. Die experimentell induzierten und durch spezifische Antikörper erfaßten Rezeptoren wurden durch die APAAP-Methode sichtbar gemacht und können unter dem Mikroskop durch Auszählen der positiven Zellen erfaßt werden. Ausgezählt wurden je Präparat 2 x 1000 Zellen.

Wirkprinzip und Effekte der Spenglersan Kolloide 2.2

Als wesentliches Ergebnis wurde erkennbar:
- Keratinozyten aus dem Stratum basale wie spinosum reagieren auf eine Inkubation mit Spenglersan Kolloid G in der Weise, daß ICAM-1-Rezeptoren exprimiert werden: bei bestimmten Konzentrationen des Wirkstoffes (1 ml zu 2 ml Zellsuspension) sind die Differenzen zwischen Versuch und Kontrolle (s. Abb. 23 und 24) signifikant ($p < 0,05\%$ bzw. $< 0,1\%$).

- Bei der Prüfung auf HLA-DR Expression wird eine signifikante Differenz zwischen Versuch und Kontrolle bei den Zellen des Stratum basale im Falle einer Wirkstoffapplikation von 2 ml zu 2 ml Zellsuspension sichtbar (s. Abb. 25; die Wirkstoffkonzentration liegt herstellerseitig in D9-Potenzierung vor).

Die vorliegenden Untersuchungsergebnisse favorisieren die Erwartung, daß via Wirkstoff-komponenten des untersuchten Spenglersan Kolloid G durch

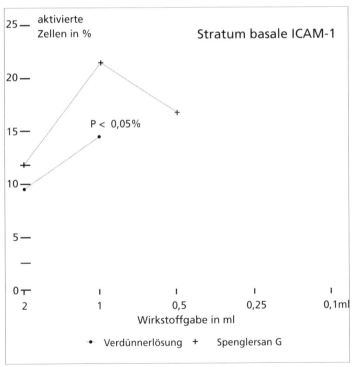

Abb. 23: Beispiel für die Expression von Adhäsionsmolekülen durch Zusatz von Spenglersan Kolloid G in Zellkulturen; ICAM-1 an Epidermiszellen Stratum basale.

2 Praxisorientierte Spenglersan-Immuntherapie

perkutane Applikation Zellrezeptoren (möglicherweise noch andere als hier untersucht) exprimiert werden, die wie im Falle ICAM-1 zur Chemotaxis immuninvolvierte Zellen in das lokal behandelte Gebiet führen.

Die festgestellten Beobachtungen stehen mit den Ergebnissen der Erfahrungsmedizin (Fallberichte zur Spenglersan Kolloid G Applikaion) in Einklang und vermögen die in den Fallbeschreibungen stets erwähnten günstigen Einflüsse des Präparats (z.B. Grippeerkrankungen, Infekte, entzündliche Erkrankungen, Wunden) in der Weise zu erklären, daß eine lokale Anwendung des Präparates via Rezeptorexpression an Epithel- oder Endothelzellen zur gesteigerten Chemotaxis/Migration körpereigener immuninvolvierter Zellen führt, die den Heilungsprozeß beschleunigen.

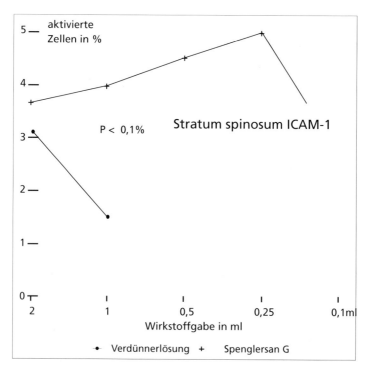

Abb. 24: Beispiel für die Expression von Adhäsionsmolekülen durch Zusatz von Spenglersan Kolloid G in Zellkulturen; ICAM-1 an Epidermiszellen Stratum spinosum.

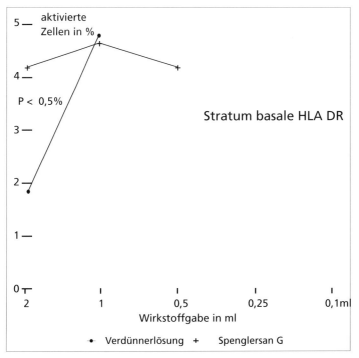

Abb. 25: Beispiel für die Expression von Adhäsionsmolekülen durch Zusatz von Spenglersan Kolloid G in Zellkulturen; HLA-DR an Epidermiszellen Stratum basale.

2.3 Studie: die Behandlung chronischer Colitiden mit Spenglersan Kolloid G – Ergebnisse einer multizentrischen Anwendungsbeobachtung

2.3.1 Einleitung: Experimentelle Untersuchungen zur Anwendung von Spenglersan Kolloid G im intestinalen Bereich sowie zur Wundheilung [35b, 35c, 35d]

Aus Voruntersuchungen ist bekannt, daß Spenglersan Kolloid G zu einer vorübergehenden Erhöhung des lokalen Leukokrit um 21% im Mikrogefäß der behandelten Haut führt, ohne daß die Fließeigenschaften des Blutes nachteilig geändert werden. Läßt dieser immunologisch bedeutsame Befund günstigere Abheilungen von Gewebeläsionen der Haut und des Darmes erwarten?

Um dies zu erkunden, wurden zwei homogene Patientenstichproben (je n = 20) intra-individuell vergleichend untersucht (durchgeführt von Dr. Klopp et al.).

Nach folgenden Gesichtspunkten wurde vorgegangen:
1. Abheilung vergleichbarer Schnittverletzungen der Haut, Spenglersan Kolloid G behandelter Wundrand versus Spenglersan Kolloid G unbehandelter Wundrand bei kliniküblicher Wundversorgung.
2. Spenglersan Kolloid G im Intestinum: Lokale Rückbildung und/oder Abheilung von Ulzerationen bei Patienten mit chronischen Colitiden (Colitis ulcerosa, Ileitis regionalis). Lokale intestinale Applikation der Testsubstanz Spenglersan Kolloid G (via angioskopischer Spülkanal, unter vitalmikroskopischer Kontrolle) im definierten Darmsegment 1mal täglich 5 Tropfen versus Spenglersan unbehandeltes Darmsegment bei kliniküblicher Medikation in einem Behandlungszeitraum von 30 Tagen.

Trotz der geringen Anzahl von Patienten beider Studien konnten bei den Untersuchungen positive Effekte anhand festgelegter Verlaufsparameter verzeichnet werden.

Ad 1: Nach Anwendung von Spenglersan Kolloid G wird die Wundheilung der Haut um mindestens 2 Tage verkürzt, wobei insbesondere entzündliche Prozesse, Gewebsneubildungen und Epithelisationen günstig beeinflußt wurden.

Ad 2: Bei Patienten mit chronischen Colitiden (davon überwiegend Morbus Crohn) wurden zusätzlich zur kliniküblichen Medikation entsprechende Darmsegmente lokal mit Spenglersan Kolloid G behandelt; dabei konnten Klopp et al. feststellen, daß ca. nach dem 10. Behandlungstag eine lokale Abheilung der meisten Ulzera einsetzt. Die Anzahl der Segmentbewegungen steigert sich im Vergleich zu den Ausgangswerten lokal 6 Stunden nach Anwendung um ca. 15%, die Ausbreitungsgeschwindigkeit peristaltischer Bewegungen erhöht sich 6-8 Stunden nach Anwendung um ca. 7,5 cm/s, der mittlere Tonus der Wandmuskulatur steigt 10-12 Stunden nach Anwendung um ca. 15,5%. Der lokale Leukokrit nimmt 2 Stunden nach Anwendung um ca. 13% zu, 8-10 Stunden nach Anwendung vergrößert sich die Anzahl aktuell blutzellperfundierter Knotenpunkte im Mikrogefäßnetz um ca. 23%. Dies bedeutet eine lokale Anreicherung interagierender weißer Blutzellen und eine bessere Verteilung des Blutes in der Mikrozirkulation. Die vitalmikroskopischen Merkmalsänderungen klingen mit unterschiedlichen Zeitkonstanten ab, sie sind jedoch reproduzierbar. Bei kliniküblicher Medikation ohne lokale Applikation von Spenglersan Kolloid G sind geringere Merkmaländerungen festgestellt worden.

Es muß darauf hingewiesen werden, daß diese Effekte sehr wahrscheinlich lokal und mehr oder weniger vorübergehend sind – also keine Kausaltherapie bedeuten. Die genannten Merkmaländerungen sind dennoch sehr bemerkenswert. Eine Unterstützung eingeführter Therapiekonzepte zur Behandlung chronischer Darmläsionen durch eine zusätzliche lokale Applikation von Spenglersan Kolloid G erscheint erfolgversprechend. Hinweise auf gravierende unerwünschte Wirkungen (Nebenwirkungen) von Spenglersan Kolloid G wurden nicht gefunden (so Dr. Klopp).

Diese ersten vielversprechenden Untersuchungsergebnisse von Klopp et al. über Wirkungseffekte der Spenglersan Kolloide – hier Testsubstanz Spenglersan Kolloid G der Firma Meckel Spenglersan GmbH, Bühl – und deren therapeutischen Einsatzmöglichkeiten am Beispiel chronischer Colitiden lieferte den begründeten Anlaß, in einer mehrmonatigen, breit angelegten multizentrischen Anwendungsbeobachtung (AWB), Beobachtungszeitraum = 12 Wochen, an einem größeren Patientenkollektiv unter Praxisbedingungen, an denen sich Prüfärzte der Fachrichtung Allgemeinmedizin, Innere Medizin, Gastroenterologie, Chirurgie/Proktologie beteiligten, den Einsatz mikrobieller Therapeutika wie Spenglersan Kolloide (Spenglersan Kolloid G) bei Patienten mit chronisch spezifischen Colitiden – Morbus Crohn – zu untersuchen sowie neue Erkenntnisse über den therapeutischen Einsatz zu gewinnen bzw. zu bestätigen.

2.3.2 Patienten und Methodik

Gegenstand ist eine offene, kontrollierte und randomisierte Therapiestudie zur Beurteilung von Wirksamkeit und Verträglichkeit herkömmlicher Präparationen – in der Regel Kortikosteroide und/oder Aminosalizylsäure (Monotherapie) gegen eine Kombination aus kliniküblicher Medikation und Spenglersan Kolloid G bei Patienten mit chronischen Colitiden.

Zielsetzung:
Zu klären war nun, ob und – wenn ja – inwieweit Spenglersan in Kombination mit einer Standardmedikation das Therapiergebnis im Vergleich zur Monotherapie mit konventionellen, üblichen Medikation noch verbessert werden kann:
- Wirksamkeit und Verträglichkeitsnachweis
- Wie verändern sich die Entzündungsparameter sowie die Ausprägung (Intensität) und die Häufigkeit der untersuchten klinischen Parameter im Laufe der Behandlung?

- Wann verspürt der Patient erstmals eine Besserung seiner Beschwerden, wann ein Auftreten von Nebenwirkungen (Schweregrad und Dauer)? Dabei sollten Veränderungen der subjektiven Beschwerden – durch Selbstbeobachtung des einzelnen Patienten auf entsprechende Beurteilungsbögen anhand vorgegebener Parameter nach Skalenwerten beurteilt und dokumentiert – genauso Eingang in die Studien finden wie auch die Beurteilung objektiv erhobener Kriterien und Befunde durch den Arzt.
- Inwieweit besteht eine Korrelation zwischen dem Verhalten der Laborparameter und den erhobenen klinischen Befunden?

Patientenbeschreibung/Patientenbedingungen:

Es konnten insgesamt die Daten von 60 Patienten (33 Frauen und 27 Männer) mit aktivem Morbus Crohn (Crohns Disease Activity Index > 200) in die Auswertung aufgenommen werden, die über Wesen, Bedeutung und Tragweite der Studie (gemäß §41 AMG) aufgeklärt wurden und dazu ihr Einverständnis gaben.

Die Patienten wurden mit Hilfe einer computererstellten Randomisierungsliste in drei Kollektive, betitelt in Gruppe 1, 2a und 2b, unterteilt. Hinsichtlich ihrer anamnestischen Daten, demographischen Daten (s. Tabelle Patientendaten) und klinischen Ausgangsparameter mußten – soweit möglich – vergleichbare Werte aufgewiesen werden.

Aus den Studien auszuschließen waren Patienten mit chronisch entzündlichen Darmerkrankungen, bei denen eine Operationsindikation bestand: Perforationsgefahr, schwere Blutungen, toxisches Megakolon, Verdacht auf Malignität, Zunahme Peritonitis (eitrig/mit Übertritt von Stuhl) oder Abszeßbil-

Tab. 16/17: Patientendaten.

	Einheit	Therapiegruppe	Mittelwert	Std.-Abw.	Minimum	Maximum
Alter	Jahre	1	30.1	4.30	24.0	38.0
		2a	31.2	4.72	24.0	39.0
		2b	28.4	4.08	20.0	36.0
Krankheitsdauer	Monate	1	49.3	4.98	42.0	61.0
		2a	57.2	7.44	45.0	68.0
		2b	60.2	9.62	45.0	73.0
Gewicht, vor der Therapie	kg	1	58.5	6.00	50.0	69.0
		2a	57.9	6.42	49.0	69.0
		2b	57.1	5.51	51.0	68.0
Gewicht, nach der Therapie	kg	1	58.9	6.03	50.4	69.3
		2a	58.3	6.42	49.5	69.6
		2b	57.3	5.51	51.2	68.2
Anzahl der Rezidive		1	2.7	0.67	2.0	4.0
		2a	2.9	0.67	2.0	4.0
		2b	3.2	0.75	2.0	5.0
Körpergröße	cm	1	171.2	7.66	154.0	186.0
		2a	171.2	7.18	162.0	186.0
		2b	170.8	7.37	160.0	185.0

Studie: die Behandlung chronischer Colitiden 2.3

Tab. 16/17: Fortsetzung.

		Therapiegruppe 1	Therapiegruppe 2a	Therapiegruppe 2b
Lokalisation	Colon ascendens	4	2	1
	Colon descendens	4	5	6
	Colon transversum	1	0	1
	Colon sigmoideum	3	4	3
	Colon sigmoideum / Rektum	3	3	1
	Rektum	5	6	8
Geschlecht	weiblich	10	11	12
	männlich	10	9	8
Vorbehandlung	ja	16	19	20
	nein	4	1	0

dung, Strangulationsileus, partielle/komplette Obstruktion, Dickdarmileus oder rezidivierende Schübe trotz konservativer Behandlung; Gefäße-Risikofaktoren: Aorten-Aneurysma, Embolie (arterielle), Phlebothrombose, Patienten mit respiratorischer (Global-)Insuffizienz, Niereninsuffizienz und Blutgerinnungsstörungen. Eine gleichzeitige Teilnahme an einer anderen klinischen Studie während des Prüfungszeitraums war nicht zugelassen.

Während der Anwendungsbeobachtung mußte sich der Patient verpflichten, jegliche andere therapeutische Maßnahmen mit dem zuständigen Prüfarzt zu besprechen.

Dosierung und Behandlungsdauer:

Als Prüfmedikation wurde verwendet:

Prednisolon/Sulfasalazin und Spenglersan Kolloid G. Alle 3 Patientenkollektive erhielten Sulfasalazin 3mal 1g/Tag oral und initial 60 mg Prednisolon/Tag oral; wöchentliche Reduktion der Prednisolon-Dosis um 10 mg bis zu einer Erhaltungsdosis von 10 mg.

Dieses Dosierungsschema mußte während der 12wöchigen Anwendungsbeobachtung beibehalten werden.

- Testgruppe 1 (n = 20): Klinikübliche Medikation in einer Tagesdosierung von 3 g Sulfasalazin und initial 60 mg Prednisolon – ohne Applikation von Spenglersan Kolloid G.
- Testgruppe 2 (n = 40): Erhielt zusätzlich zur o.a. Medikation und Dosierungsschema über die gesamte Studienphase von 12 Wochen Spenglersan Kolloid G; die Testgruppe wurde in 2 gleich große Untergruppen 2a und 2b unterteilt.

Dosierungsschema für Testgruppe 2a und 2b (n = 20): 7 Tage lang morgens, mittags, abends je 1 Tropfen Spenglersan Kolloid G in die Bauchdecke einreiben, 8. Tag morgens, mittags, abends je 2 Tropfen, 9. Tag morgens, mittags, abends je 3 Tropfen, 10. Tag morgens, mittags, abends je 4 Tropfen Spenglersan Kolloid G in die Bauchdecke einreiben.

Ab dem 11. Tag bis Studienende, mindestens bis zum 56. Tag (8 Wochen) galt für Testgruppe 2a (n = 20) folgendes Dosierungsschema: morgens, mittags, abends je 5 Tropfen Spenglersan Kolloid G in die Bauchdecke einreiben.

Ab dem 11. Tag bis Studienende, mindestens bis zum 56. Tag (8 Wochen) wurde für Testgruppe 2b (n = 20) folgendes Dosierungsschema vorgeschrieben: morgens, mittags je 5 Tropfen Spenglersan Kolloid G in die Bauchdecke einreiben, abends 2 ml einer Lösung von 5 Tropfen Spenglersan Kolloid G in 2 ml physiologischer Kochsalzlösung als rektalen Einlauf verabreichen.

Auswertungsbedingungen:

Zur Verlaufskontrolle und Beurteilung der Krankheitsaktivität bzw. des Therapieerfolgs wurden Schweregrad der Erkrankungen initial, während und zum Ende der Therapie anhand nachstehend aufgeführter Kriterien (siehe Datenaufbereitung) erfaßt und beurteilt und die Studienergebnisse zwischen der Testgruppe 1 und den Gruppen, die zusätzlich Spenglersan Kolloid G erhalten hatten, miteinander verglichen und protokollarisch festgehalten.

Eventuelles Auftreten unerwünschter Arzneimittelwirkungen/Nebenwirkungen (NW) im Verlauf der 12wöchigen Anwendungsbeobachtung (Art der Beschwerden, Wirkungseintritt, Schweregrad und Dauer der NW) unter der Therapie sollten genau registriert und schriftlich festgehalten sein; wenn ein vorzeitiger Abbruch der Anwendungsbeobachtung notwendig war, mußte eine Begründung angegeben werden, z.B. Auftreten nicht tolerabler unerwünschter Ereignisse oder Nebenwirkungen, mangelnde Patienten-Compliance, jede Verschlechterung des Gesundheitszustandes des Patienten, Prüfplanverstöße, technische Gründe: Arztwechsel, Krankenhausaufenthalt, Ortswechsel des Patienten, sonstige.

Derartige Ereignisse kamen im Rahmen dieser Studie jedoch nicht vor.

Therapeutische Zusatzmaßnahmen zu der genannten Vorgehensweise bei Patienten mit chronisch entzündlichen Colitiden (beispielsweise weitere Medikation/Behandlungsmethode, die Entzündungsmediatoren hemmen könnten – essentielle Fettsäuren, spezielle Vitamin-/Mineralstoff-Kombination, Antioxidantien, mikrobiologische Therapie) waren nicht zulässig.

2.3.3 Datenaufbereitung – statistische Methoden – Ergebnisse

2.3.3.1 Daten

Es gibt drei Therapiegruppen, die sich in der Medikation unterscheiden. Die Therapiegruppen wurden mit 1, 2a und 2b bezeichnet. Jede Therapiegruppe umfaßt 20 Patienten. Für jede Therapiegruppe ist angegeben, wieviele Patienten mit welcher Lokalisation der Erkrankung, mit welchem Geschlecht, mit oder ohne Vorbehandlung zu der Therapiegruppe gehören. Außerdem sind Verteilungen angegeben zu den Merkmalen Alter, Krankheitsdauer (in Monaten), Gewicht (vor und nach der Therapie), Anzahl der Rezidive und Körpergröße (in cm). Für jeden Patienten wurde zu Beginn der Therapie, nach 2, 4, 8 und 12 Wochen Crohn's disease activity Index (CDAI) nach Best (s. Seite 117, Tab. 19) erhoben. Für jede Therapiegruppe liegen Tabellen vor, die die absoluten Häufigkeiten der Ausprägungen der in der Tabelle 18 genannten Merkmale zu Beginn der Therapie, nach 2, 4, 8 und 12 Wochen enthalten. Zudem gibt es solche Tabellen zu allgemeinen Befindlichkeitsparametern, wobei die Ausprägungen hier „nicht vorhanden", „leicht", „mäßig" und „stark" sind. Die allgemeinen Befindlichkeitsparameter sind Mattigkeit, Müdigkeit, Schlafstörungen, Nervosität/innere Unruhe, Konzentrationsstörungen, Depressionen und Lebensqualität. Die Ausprägungen bei den Angaben zur Lebensqualität sind „sehr zufrieden", „zufrieden", „zeitweilig unzufrieden" und „stark unzufrieden".

Darüber hinaus sind sowohl die Patienten wie auch die behandelnden Ärzte zur Wirksamkeit und Verträglichkeit der angewandten Therapie befragt worden. Ihre Aussagen liegen zusammengefaßt in Kreisdiagrammen vor, die die absoluten Häufigkeiten der Ausprägungen enthalten. Die Ausprägungen sind bei der Wirksamkeit „stark", „mäßig", „leicht", „keine Veränderung" und „Ver-

Tab. 18: Erfaßte Symptome und ihre Skalierungen.

Merkmal	Ausprägung	Skalierung
Anzahl der Durchfälle	1-2 Durchfälle pro Tag	1
	3-4 Durchfälle pro Tag	2
	5-6 Durchfälle pro Tag	3
	> 6 Durchfälle pro Tag	4
Blut im Stuhl	nicht vorhanden	0
	blutige Streifen im Stuhl	1
	sichtbares Blut im Stuhl	2
	überwiegend Blut und Schleim im Stuhl	3

Tab. 18: Fortsetzung.

Merkmal	Ausprägung	Skalierung
Darmtenesmen	keine	0
	leicht	1
	mäßig	2
	stark	3
Bauchschmerzen	keine	0
	leicht	1
	mäßig	2
	stark	3
Resistenz im Abdomen	keine	0
	fragliche	1
	sichere	2

schlechterung". Die Ausprägungen sind bei der Verträglickeit „sehr gut", „gut", „mäßig" und „schlecht". Für jeden Patienten sind 36 Laborparameter zu Beginn der Therapie, nach 4, 8 und 12 Wochen erhoben worden. Zudem ist jeder Patient auf 14 mögliche Nebenwirkungen 2, 4, 6, 8 und 12 Wochen nach Therapiebeginn untersucht worden. Die Ausprägungen jeder Nebenwirkung sind „nicht vorhanden", „leicht", „mittel", „stark" und „sehr stark". Für jede Therapiegruppe liegt eine Tabelle vor, die für Patienten, die mindestens eine Nebenwirkung zeigten, den Schweregrad der Nebenwirkungen an den Feststellungszeitpunkten enthalten. Die Daten umfassen zusätzlich Tabellen mit Angaben zu extraintestinalen Symptomen. Für jedes der acht Symptome ist zu Therapiebeginn, nach 2, 4, 8 und 12 Wochen die Anzahl der Patienten festgehalten, die das jeweilige Symptom zum Untersuchungszeitpunkt zeigten.

2.3.3.2 Die statistischen Methoden

Da zu Beginn der Studie keine konkreten Thesen aufgestellt worden sind, deren Richtigkeit mit Hilfe der erhobenen Daten statistisch gesichert werden sollten, ist die Auswertung der Daten als explorative Datenanalyse (EDA) zu verstehen. Das heißt es bedarf einer weiteren Studie, um Thesen, die während der explorativen Datenanalyse aufgestellt werden, statistisch umzusichern. Zunächst sind Methoden der graphischen Darstellung angewandt und deskriptive Statistiken berechnet worden, um einen Überblick über die vorliegenden Daten zu gewinnen. Darüber hinaus sind für einige kategoriale Merkmale Kontingenztafeln erstellt worden. Mit Fishers exaktem Test ist dann auf Gleichheit der Verteilungen getestet worden. Für einige stetige Merkmale sind Vari-

Tab. 19: CDAI nach Best.

Crohns Disease Activity Index (CDAI) nach Best Der CDAI besteht aus 8 Varianten, die nach Multiplikationen mit spezifischen Gewichtungsfaktoren addiert werden			
1. **Anzahl der Stühle:** Gefragt sind nur die durchf. St. Die Wochensumme dieser tägl. Stühle wird mit dem Faktor 2 multipliziert.	——	x 2 =	——
2. **Bauchschmerzen:** Die Wochensumme der tägl. Schmerzgrade (mit Hilfe einer 4-stufigen Bewertungsskala) wird mit dem Faktor 5 multipliziert.	——	x 5 =	——
3. **Allgemeinbefinden:** Bewertungsskala – gutes Allgemeinbefinden = 0 ( ), nicht ganz gutes Befinden = 1 ( ), schlechtes Befinden = 2 ( ), sehr schlechtes Befinden = 3 ( ), unerträglicher Zustand = 4 ( ). Die Summe der tägl. Grade wird mit dem Faktor 7 multipliziert.	——	x 7 =	——
4. **Andere mit M. Crohn assoziierte Symptome:** Gelenkschmerzen ( ), Arthritis ( ), Augenentzündungen (Iritis, Uveitis) ( ), Hautveränderungen (Erythema nodosum, Pyoderma gangraenosum) ( ), Schleimhautveränderungen (Stomatitis aphtosa) ( ), anale Läsionen (Fissur, Fistel, Abszeß) ( ), andere Fisteln ( ), axilläre Temperatur von mehr als 37,5°C ( ). Jeder positive Parameter wird mit dem Faktor 20 multipliziert.	——	x 20 =	——
5. **Symptomatische Durchfallbehandlung:** Bei medikamentöser symptomatischer Durchfallbehandlung werden 30 Punkte eingetragen.	——	x 30 =	——
6. **Resistenz im Abdomen:** Bei sicherem palpatorischem Nachweis einer Resistenz im Abdomen werden 5 Punkte eingetragen, bei fraglichem Tastbefund 2 Punkte, die mit dem Faktor 10 multipliziert werden. Bei fehlender Resistenz 0 Punkte.	——	x 10 =	——
7. **Hämatokrit:** Der Hämatokritwert des Patienten wird von einem geschlechtsspezifischen Idealhämatokritwert (Männer = 47, Frauen = 42) abgezogen und die Differenz mit dem Faktor 6 multipliziert.	——	x 6 =	——
8. **Gewicht:** Das Gewicht des Patienten wird durch das Standardgewicht dividiert. Zur Berechnung des Punktwerts wird der Quotient von 1 abgezogen und die Differenz mit 100 multipliziert. Das Standardgewicht (Durchschnittsgewicht Erwachsener) wird der Gewichtstabelle entnommen.	——	x 100 =	——
Bewertung: Der Punktwert des Gesunden liegt bei 0. Patienten mit chronischen Colitiden weisen i.d.R. einen Punktwert von > 0 auf. Überschreitet die Punktzahl 150, so weist dies auf einen akuten Schub der Erkrankung hin. Eine signifikante Änderung der Krankheitsaktivität ist dann anzunehmen, wenn die Differenz zur Voruntersuchung mehr als 60 Punkte beträgt.	Summe der Punkte CDAI-Wert		——

anzanalysen (ANOVA) durchgeführt worden. Die Diagramme wurden mit einer Tabellenkalkulation erstellt. Die Tests wurden mit Hilfe des SAS-Systems durchgeführt.

2.3.3.3 Ergebnisse

Es soll der Frage nachgegangen werden, ob zwischen den drei Therapiegruppen Unterschiede festgestellt werden können.

CDAI

Bezüglich des CDAI unterscheiden sich die Therapiegruppen nicht signifikant. Wie Abbildung 29 zeigt, nehmen die Mittelwerte der Therapiegruppen einen ähnlichen Verlauf und die Unterschiede zwischen den Therapiegruppen sind verglichen mit den Streuungen innerhalb der Gruppen recht gering (vgl. Tab. 20). In den Therapiegruppen 2a und 2b kam es zwar früher zu einer Verbesserung des mittleren Aktivitätsindex – dies deutet sich in der Grafik mit den prozentualen Verläufen an – doch kann man nicht von einer Signifikanz sprechen. Außerdem ist in Therapiegruppe 2a ein Therapieversager zu verzeichnen, der den Mittelwert und die Standardabweichung „künstlich" vergrößert.

Tab. 20: Standardabweichungen für den CDAI.

	Therapiegruppe 1	Therapiegruppe 2a	Therapiegruppe 2b
initial	47.50	51.60	59.91
2 Wochen	50.73	55.03	48.70
4 Wochen	34.51	60.41	37.69
8 Wochen	36.16	62.26	36.92
12 Wochen	36.21	72.36	37.38

Wichtige Symptome

In Kontingenztafeln für die fünf Symptome Resistenz im Abdomen, Bauchschmerzen, Durchfälle, Blut im Stuhl und Darmtenesmen wurden die Verteilungen der Therapiegruppen über die Ausprägungen der Symptome verglichen. Die Tafeln weisen keine signifikanten Unterschiede zwischen den Therapiegruppen auf. Dennoch wurde auf Gleichheit der Verteilungen mit Fishers exaktem Test für die Zeitpunkte 2, 4 und 12 Wochen nach Therapiebeginn getestet. Die p-values sind in Tab. 21 dargestellt. Zu einem Niveau von

Tab. 21: p-values für Fishers exakten Test.

Symptom	nach 2 Wochen	nach 4 Wochen	nach der Therapie
Resistenz im Abdomen	1.000	0.958	0.515
Bauchschmerzen	0.566	0.401	0.770
Durchfälle	0.935	0.534	0.942
Blut im Stuhl	0,757	0.692	0.733
Darmtenesmen	0.477	0.865	1.000

beispielsweise 5% kann keine der Thesen verworfen werden. Statistisch signifikante Abweichungen zwischen den Therapiegruppen konnten somit nicht nachgewiesen werden.

Nebenwirkungen

Um die Nebenwirkungen der Patienten vergleichbar zu machen, wurde wie folgt vorgegangen. Für jeden Patienten wurden 14 mögliche Nebenwirkungen festgehalten. Für jede Nebenwirkung gibt es jeweils fünf Ausprägungsstufen, die von 0 bis 4 skaliert sind. Für jeden Patienten wurde die Summe über alle Nebenwirkungen gebildet. Die Abbildungen 65 und 66 zeigen, daß sich die Therapiegruppen 2a und 2b deutlich von der Therapiegruppe 1 in der Anzahl der Patienten mit Nebenwirkungen sowie in Stärke und Dauer der Nebenwirkungen unterscheiden. Für die Summen über die Nebenwirkungen wurden Varianzanalysen für die Zeitpunkte Therapiebeginn, 2, 4, 8 Wochen nach Therapiebeginn und Therapieende durchgeführt. Es ergaben sich die p-values in Tab. 22. Dies bestätigt die These, daß zwischen den Gruppen Unterschiede im Verlauf der Nebenwirkungen bestehen. Es wurde zusätzlich der Tukey-Test durchgeführt. Er zeigte zum Niveau von $\alpha=5\%$, daß ab der 4. Woche nach Therapiebeginn zwischen den Therapiegruppen 2a und 2b keine Unterschiede bestehen und daß sich diese jedoch von der Therapiegruppe 1 unterscheiden.

Tab. 22: p-values der Varianzanalysen.

	Anzahl der Wochen nach Therapiebeginn				
	0	2	4	8	12
p-values	0.1400	0.0673	0.0111	0.0015	0.0016

Laborparameter

Für die 36 Laborparameter wurden für die Zeitpunkte vor der Therapie, 4 und 8 Wochen nach Therapiebeginn und nach der Therapie Varianzanalysen durchgeführt. Laborparameter, die mit einem p-value von < 1% auffielen, zeigten diese Unterschiede in aller Regel auch schon zu Therapiebeginn. Derartige Laborparameter sind Albumin, γ-GT, Gesamteiweiß, GPT, γ-Globulin, Leukozyten, Lymphozyten, BSG, C-reaktives Protein, Erythrozyten, Hämoglobin, Eisen und Hämatokrit (s. Tab. 23).

Beurteilung der Wirksamkeit und der Verträglickeit durch Arzt und Patient

In Kontingenztafeln wurden die Verteilungen der Therapiegruppen über die Bewertungsstufen der Wirksamkeit und Verträglichkeit verglichen. Die Beurteilungen der Ärzte und der Patienten wurden getrennt betrachtet. Es wurde mit Fishers exaktem Test auf Gleichheit der Verteilungen getestet. Es ergaben sich die in Tab. 24 dargestellten p-values. Daß sich die Therapiegruppen in der durch den Arzt und den Patienten beurteilten Wirksamkeit und Verträglichkeit unterscheiden, konnte nicht bestätigt werden. Wie die Kontingenztafel (s. Tab. 25) zeigt, schätzen die Patienten der Therapiegruppen 2a und 2b die Verträglichkeit der Medikation etwas besser ein als die Patienten der Therapiegruppe 1.

Tab. 23: Mittelwerte der Laborparameter.

Gesamteiweiß	Wochen				
(65-87g/l)	0	4	8	12	Differenz der Mittelwerte
Therapiegruppe 1	63.1	64.1	65.9	66.6	+3.5
Therapiegruppe 2a	62.4	62.9	63.8	64.8	+2.4
Therapiegruppe 2b	64.5	65.4	66.1	67.0	+2.5
Albumin	Wochen				
(57-70%)	0	4	8	12	Differenz der Mittelwerte
Therapiegruppe 1	55.3	56.3	59.3	60.1	+4.8
Therapiegruppe 2a	57.1	57.9	59.6	60.8	+3.7
Therapiegruppe 2b	54.3	55.3	58.8	62.4	+8.1
γ-Globulin	Wochen				
(14-20%)	0	4	8	12	Differenz der Mittelwerte
Therapiegruppe 1	21.1	19.6	18.5	16.8	-4.3
Therapiegruppe 2a	19.8	18.4	17.3	16.6	-3.2
Therapiegruppe 2b	22.0	20.2	16.3	15.5	-6.5
BSG	Wochen				
(mm/h)	0	4	8	12	Differenz der Mittelwerte
Therapiegruppe 1	75.0	54.3	45.8	30.8	-44.2
Therapiegruppe 2a	78.5	58.4	34.0	29.2	-49.3
Therapiegruppe 2b	82.7	57.2	38.5	24.0	-58.7

Studie: die Behandlung chronischer Colitiden 2.3

Tab. 23: Fortsetzung.

C-reaktives Protein	Wochen				
(< 0.6mg/dl)	0	4	8	12	Differenz der Mittelwerte
Therapiegruppe 1	5.8	4.6	3.3	1.9	-3.9
Therapiegruppe 2a	5.9	4.2	2.7	1.9	-4.0
Therapiegruppe 2b	5.9	4.0	2.9	1.7	-4.2

Lymphozyten	Wochen				
(20-45%)	0	4	8	12	Differenz der Mittelwerte
Therapiegruppe 1	30.1	27.6	24.6	22.9	-7.2
Therapiegruppe 2a	30.8	29.4	27.3	26.2	-4.6
Therapiegruppe 2b	30.4	28.9	26.9	26.0	-4.4

Leukozyten	Wochen				
(4.0-10.0 x 1000/µl)	0	4	8	12	Differenz der Mittelwerte
Therapiegruppe 1	8.6	8.0	7.5	6.9	-1.7
Therapiegruppe 2a	9.7	8.9	8.4	7.9	-1.8
Therapiegruppe 2b	9.8	9.2	8.6	7.6	-2.0

Erythrozyten	Wochen				
(4.2-6.2 Mill./µl)	0	4	8	12	Differenz der Mittelwerte
Therapiegruppe 1	3.5	3.8	4.1	4.2	+0.7
Therapiegruppe 2a	3.4	3.7	4.0	4.2	+0.8
Therapiegruppe 2b	3.5	3.8	4.1	4.4	+0.9

Hämatokrit	Wochen				
(35-50 Vol.%)	0	4	8	12	Differenz der Mittelwerte
Therapiegruppe 1	35.6	36.8	38.6	40.3	+4.7
Therapiegruppe 2a	35.7	36.9	38.9	40.7	+5.0
Therapiegruppe 2b	36.0	37.1	39.0	41.3	+5.3

Hämoglobin	Wochen				
(12-18 g/dl)	0	4	8	12	Differenz der Mittelwerte
Therapiegruppe 1	12.2	12.6	12.9	13.3	+1.1
Therapiegruppe 2a	12.1	12.5	13.0	13.5	+1.4
Therapiegruppe 2b	11.7	12.2	12.7	13.4	+1.7

Eisen	Wochen				
(49-167 µg/dl)	0	4	8	12	Differenz der Mittelwerte
Therapiegruppe 1	29.2	36.9	47.9	60.0	+30.8
Therapiegruppe 2a	28.9	39.5	49.1	61.6	+32.7
Therapiegruppe 2b	25.8	37.9	46.4	60.4	+34.6

2 Praxisorientierte Spenglersan-Immuntherapie

Tab. 24: p-values für Fishers exakten Test.

	Beurteilung	
	durch den Arzt	durch den Patienten
Wirksamkeit	0.435	0.574
Verträglichkeit	0.791	0.410

Tab. 25: Beurteilung der Verträglichkeit der Therapie durch den Patienten.

	Therapiegruppe 1	Therapiegruppe 2a	Therapiegruppe 2b
sehr gut	2	4	3
gut	9	11	14
mäßig	8	5	3
schlecht	1	-	-

Befindlichkeit

Wie in der Beschreibung der Daten erwähnt, wurden sieben kategoriale Merkmale zur Befindlichkeit erhoben, die jeweils vier Ausprägungen besitzen. Zusätzlich wurden die Patienten zu ihrem Allgemeinbefinden befragt; hier gibt es fünf Bewertungsstufen. In Kontingenztafeln wurden die Verteilungen der Therapiegruppen über die Ausprägungen verglichen und zwar für die Zeitpunkte vor, während und nach der Therapie. Fishers exakter Test ergab die in Tab. 26 aufgeführten p-values. Tab. 27 zeigt den prozentualen Anteil der Befindlichkeitsparameter (Querschnitt), die als stark, mäßig/leicht bzw. nicht vorhanden eingestuft wurden im Verlauf der 12wöchigen Anwendungsbeobachtung. Es fällt auf, daß die Befindlichkeit unter der Therapie zwischen den drei Patientenkollektiven unterschiedlich bewertet wird.

Tab. 26: p-values für Fishers exakten Test.

	vor der Therapie	während der Therapie	nach der Therapie
Mattigkeit	0.864	0.773	0.087
Müdigkeit	0.355	0.565	0.063
Schlafstörungen	0.161	0.744	0.172
Nervosität	0.630	0.281	0.950
Konzentrationsstörungen	0.590	0.727	0.733
Depressionen	0.293	0.545	0.434
Lebensqualität	0.353	0.292	0.444
Allgemeinbefinden	0.025	0.365	0.435

Studie: die Behandlung chronischer Colitiden 2.3

Tab. 27: Querschnitt der Befindlichkeitsparameter; Anteil der Patienten [%]; 6 Parameter: Mattigkeit, Müdigkeit, Nervosität, Depressionen, Konzentrations- und Schlafstörungen (pro Therapiegruppe 20 Patienten).

	vor der Therapie			während der Therapie			nach der Therapie		
	Gr. 1	Gr. 2a	Gr. 2b	Gr. 1	Gr. 2a	Gr. 2b	Gr. 1	Gr. 2a	Gr. 2b
nicht vorhanden	-	-	-	-	1.6	0.8	5.0	11.7	10.0
leicht / mäßig	64.1	63.3	60.8	69.1	76.7	80.0	88.4	84.2	89.2
stark	35.9	36.7	39.2	30.8	21.7	19.2	6.7	4.2	0.8

Zusammenfassung

Zusammenfassend läßt sich feststellen, daß lediglich in den Nebenwirkungen ein statistisch signifikanter Unterschied zwischen den Therapiegruppen festzustellen ist. Der ähnliche Verlauf des CDAI und des Querschnitts der Symptome in den Therapiegruppen unter der Therapie deutet darauf hin, daß die Erkrankungen der Patienten in den verschiedenen Therapiegruppen gleichermaßen zurückgehen. Kritisch ist festzustellen, daß der Stichprobenumfang im Verhältnis zu den erhobenen Merkmalen recht gering ist. Aufgrund von zu kleinen Stichprobenumfängen und bei gegebenem Fehler 1. Art kann es zu einer zu geringen Power kommen, um bestimmte Unterschiede zwischen den Therapiegruppen noch aufdecken zu können. Diese Unterschiede können aber von klinischem Interesse sein (vgl. Sachs, L.: Angewandte Statistik, Springer, 1992 und dort angegebene Literatur).

2.3.3.4 Diskussion und abschließende Beurteilung

Bei allen drei Patientenkollektiven kam es nach 12wöchiger Therapie zu einer statistisch signifikanten Besserung der klinischen Symptomatik und den Laborparametern; signifikante Unterschiede der geprüften Zielkriterien zur Verlaufsbeurteilung der Therapie zwischen den Gruppen konnten nicht festgestellt werden, auch wenn die Ergebnisse der Therapiegruppen 2a und 2b tendenziell besser ausfielen. Die Besserung des Beschwerdebildes korreliert mit der Normalisierung der Entzündungsparameter BSG, C-reaktives Protein, Leukozyten mit Differentialblutbild, Elektrophorese sowie der Besserung der Anämie. Sämtliche Laborparameter, die sich im Normbereich bewegten wie Elektrolyte (Natrium, Kalium und Kalzium), Blutfette/Lipide (Cholesterin und Triglyceride), Glukose im Serum, Vitamin B_{12}, Folsäure, Harnstoff, Harnsäure, Kreatinin sowie die Transaminasen GOT, GPT und γ-GT und Blutgerinnungsparameter (Quick-Wert), zeigten im Verlauf der 12wöchigen Therapie keine wesentlichen klinisch relevanten Änderungen auf.

Im Hinblick auf die Rückbildung des Entzündungsprozesses bzw. Besserung der untersuchten klinischen Ausgangsparameter zeigen sich bereits nach zwei Wochen geringfügige Unterschiede zugunsten der Therapiegruppen 2a und 2b, verglichen mit Therapiegruppe 1, die sich in Gruppe 2b im Verlauf der Studie noch ausgeprägter manifestierten. Dies deutet sich in den Grafiken mit den prozentualen Verläufen – CDAI, im Querschnitt der 5 untersuchten Symptome und Änderung der Laborparameter unter der Therapie [%] an.

Hinsichtlich der Anzahl der Patienten mit Nebenwirkungen, Ausprägungsgrad und Dauer der Nebenwirkungen ergaben sich jedoch deutliche – statistisch signifikante Vorteile zugunsten der Patientenkollektive 2a und 2b (Kombination aus Spenglersan Kolloid G und Sulfasalazin/Prednisolon) im Vergleich zur Gruppe 1.

Die klinisch-chemischen Serumparameter zur Beurteilung der Blutgerinnung, Leber- und Nierenfunktion wiesen keinerlei klinisch relevante Nebeneffekte auf. Bei einem Vergleich der subjektiv von Patienten beurteilten Befindlichkeitsparameter zeigte sich unter der Therapie eine leicht höhere Erfolgsquote in den Gruppen, die sich einer additiven Spenglersan-Immun-Therapie unterzogen hatten. Die Verträglichkeit der Medikation wurde von den Patienten der Therapiegruppen 2a und 2b überwiegend besser beurteilt.

Insgesamt weisen die beschriebenen Ergebnisse dieser Untersuchungen darauf hin, daß es möglich ist, mit der Spenglersan-Immuntherapie in Kombination zu der medikamentösen Standardtherapie in der angegebenen Dosierungs- und Applikationsweise den Krankheitsverlauf bei Patienten mit chronischen Colitiden – Morbus Crohn – positiv zu beeinflussen bzw. in kürzerer Zeit eine Besserung des akuten Beschwerdebildes zu erreichen; sprich damit die Wirkung der kliniküblichen Medikation durch zusätzliche Verabreichung von Spenglersan Kolloid G zu unterstützen und verstärken. Verminderung der klinischen Symptomatik und Veränderung der pathologisch klinisch-chemischen Serumparameter in Richtung des entsprechenden Referenzbereichs, Erzielung einer Stärkung der Abwehrleistung und damit einer möglicherweise entstehenden Immunsuppression entgegenzuwirken, die Anzahl der Patienten mit Nebenwirkungen als auch Dauer und Schweregrad der Nebenwirkungen zu verringern sowie eine Besserung der allgemeinen Befindlichkeit zu erlangen. Durch die unterstützende Spenglersan-Immuntherapie in Verbindung mit der kliniküblichen Basistherapie wäre womöglich auch die eigentliche Standardmedikation niedriger zu dosieren sowie die Intervalle zwischen den Entzündungsschüben bei den Patienten zu verlängern und damit Exazerbationen langfristig zu senken. Aufgrund der sich positiv abzeichnenden Ergebnisse dieser

Studie: die Behandlung chronischer Colitiden 2.3

multizentrisch angelegten Studie (chronische Colitiden) sollte an diesem Behandlungskonzept weiter gearbeitet und geprüft werden, ob sich durch den Einsatz mit dem immunbiologischen Präparat Spenglersan Kolloid G über einen längeren Behandlungszeitraum, einer höheren Dosisstufe und/oder anderen Applikationsweisen und -orten, wie z.b.das Einreiben in der Rima ani oder unmittelbar in der Analregion, das Therapieergebnis noch verbessert werden kann.

2.3.3.5 Diagramme, Grafiken, Tabellen

Diagramme, Grafiken, Tabellen zur statistischen Interpretation der vorgelegten Studie zur Therapie von Morbus Crohn.

Tab. 28: Deskriptive Statistiken zum CDAI.
Therapiegruppe 1: medikamentöse Standardtherapie (Prednisolon/Sulfasalazin).

	Arithmetisches Mittel	Differenz der Mittelwerte	Standard-Abweichung	Median	Minimum	Maximum
initial	301.94		47.50	306.65	214.0	388.1
2 Wochen	297.75	4.19	50.73	310.05	217.9	388.4
4 Wochen	209.14	88.61	34.51	204.60	151.8	300.3
8 Wochen	144.97	64.17	36.16	144.55	86.0	211.4
12 Wochen	107.33	37.64	36.21	110.30	49.4	180.9

n=20

Tab. 29: Deskriptive Statistiken zum CDAI.
Therapiegruppe 2a: Standardmedikation (Prednisolon/Sulfasalazin) + zusätzliche Applikation von Spenglersan Kolloid G (Einreiben in die Bauchdecke).

	Arithmetisches Mittel	Differenz der Mittelwerte	Standard-Abweichung	Median	Minimum	Maximum
initial	324.27		51.60	308.65	244.4	405.4
2 Wochen	296.64	27.63	55.03	287.60	216.6	412.6
4 Wochen	224.82	71.82	60.41	202.95	148.0	374.4
8 Wochen	162.88	61.94	62.26	142.20	99.5	361.5
12 Wochen	117.00	45.88	72.36	92.70	50.5	359.3

n=20

Tab. 30: Deskriptive Statistiken zum CDAI.
Therapiegruppe 2b: Standardmedikation (Prednisolon/Sulfasalazin) + zusätzliche Applikation von Spenglersan Kolloid G (als rektalen Einlauf verabreichen und Einreiben in die Bauchdecke).

	Arithmetisches Mittel	Differenz der Mittelwerte	Standard-Abweichung	Median	Minimum	Maximum
initial	315.50		59.91	315.80	237.5	404.5
2 Wochen	288.32	27.18	48.70	288.75	201.2	368.4
4 Wochen	205.43	82.89	37.69	197.90	149.4	283.5
8 Wochen	138.08	67.35	36.92	132.85	72.2	203.4
12 Wochen	91.44	46.64	37.38	93.65	36.2	143.0

n=20

2 Praxisorientierte Spenglersan-Immuntherapie

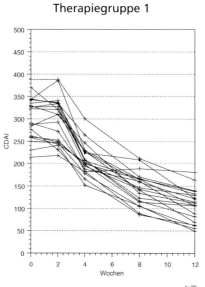

Abb. 26: Individueller Verlauf des Aktivitätsindex CDAI unter der Therapie.

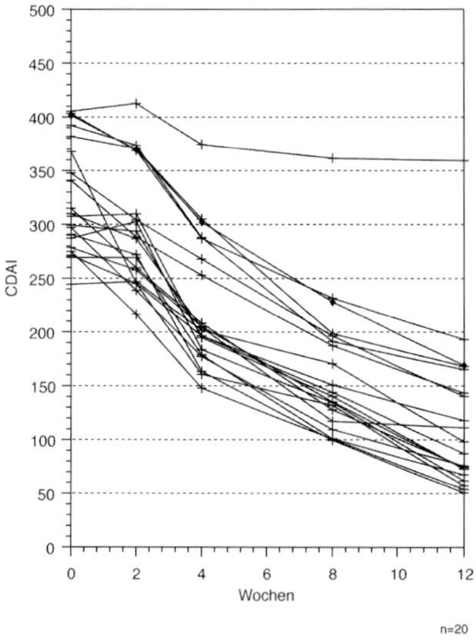

Abb. 27: Individueller Verlauf des Aktivitätsindex CDAI unter der Therapie.

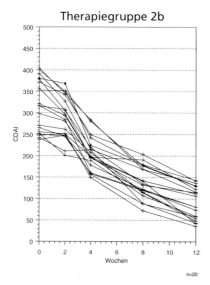

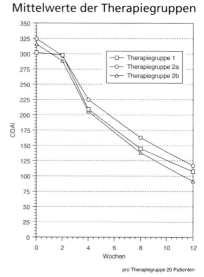

Abb. 28: Individueller Verlauf des Aktivitätsindex CDAI unter der Therapie.

Abb. 29: Verlauf des CDAI unter der Therapie.

Studie: die Behandlung chronischer Colitiden 2.3

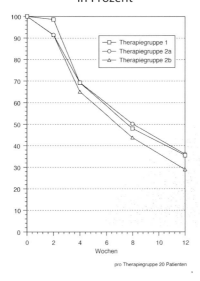

Abb. 30: Änderung des CDAI unter der Therapie.

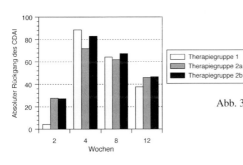

Abb. 31: Rückgang des CDAI unter der Therapie. Dargestellt ist der absolute Rückgang des CDAI, verglichen mit dem vorherigen Zeitpunkt; Pro Therapiegruppe 20 Patienten.

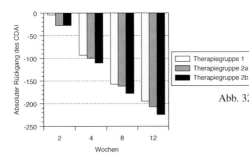

Abb. 32: Rückgang des CDAI unter der Therapie. Dargestellt ist der absolute Rückgang des CDAI, verglichen mit den Anfangswerten; Pro Therapiegruppe 20 Patienten.

2 Praxisorientierte Spenglersan-Immuntherapie

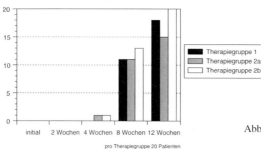

Abb. 33: Vergleich der Therapiegruppen.

In Remission (CDAI < 150)

	Therapiegruppe 1	Therapiegruppe 2a	Therapiegruppe 2b
initial	0	0	0
2 Wochen	0	0	0
4 Wochen	0	1	1
8 Wochen	11	11	13
12 Wochen	18	15	20

n=20

Tab. 31: Vergleich der Therapiegruppen.

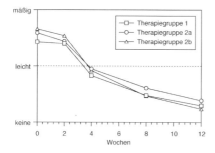

Abb. 34: Querschnitt der Symptome. Durchschnittlicher Verlauf des Summenscores der fünf Symptome Resistenz im Abdomen, Bauchschmerzen, Blut im Stuhl, Darmtenesmen und Anzahl der Durchfälle (pro Therapiegruppe 20 Patienten).

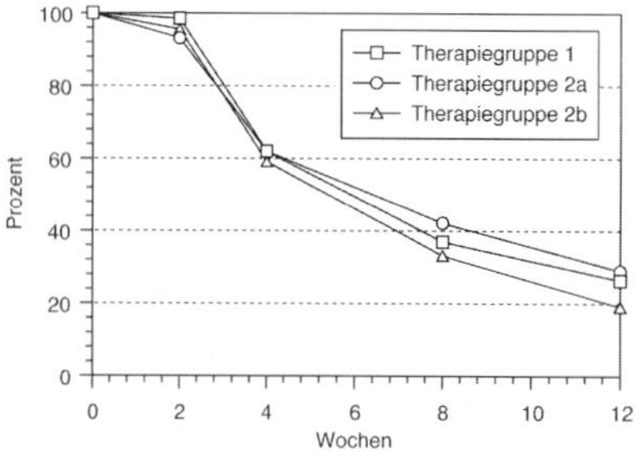

Abb. 35: Querschnitt der Symptome. Durchschnittlicher prozentualer Verlauf der fünf Symptome Resistenz im Abdomen, Bauchschmerzen, Blut im Stuhl, Darmtenesmen und Anzahl der Durch-fälle (pro Therapiegruppe 20 Patienten).

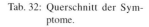
Studie: die Behandlung chronischer Colitiden 2.3

	Therapiegruppe 1	Therapiegruppe 2a	Therapiegruppe 2b
initial	100.0	100.0	100.0
2 Wochen	98.5	93.1	95.5
4 Wochen	62.0	62.0	59.1
8 Wochen	37.0	42.2	33.2
12 Wochen	26.4	29.0	19.1

Tab. 32: Querschnitt der Symptome.

5 Symptome: Resistenz im Abdomen, Bauchschmerzen, Blut im Stuhl, Darmtenesmen, Durchfälle
pro Therapiegruppe 20 Patienten, Angaben in Prozent

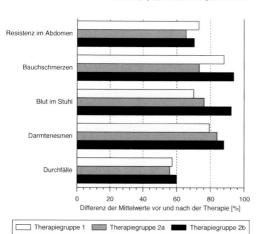

Abb. 36: Rückgang der Symptome in Prozent.

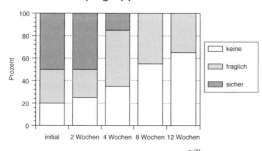

Abb. 37: Resistenz im Abdomen.

Therapiegruppe 1

	initial	2 Wochen	4 Wochen	8 Wochen	12 Wochen
keine	20.0	25.0	35.0	55.0	65.0
fraglich	30.0	25.0	50.0	45.0	35.0
sicher	50.0	50.0	15.0	0.0	0.0

n=20; Angaben in Prozent

Tab. 33: Resistenz im Abdomen.

2 Praxisorientierte Spenglersan-Immuntherapie

Therapiegruppe 2a

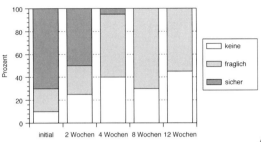

Abb. 38: Resistenz im Abdomen.

Therapiegruppe 2a

Tab. 34: Resistenz im Abdomen.

	initial	2 Wochen	4 Wochen	8 Wochen	12 Wochen
keine	10.0	25.0	40.0	30.0	45.0
fraglich	20.0	25.0	55.0	70.0	55.0
sicher	70.0	50.0	5.0	0.0	0.0

n=20; Angaben in Prozent

Therapiegruppe 2b

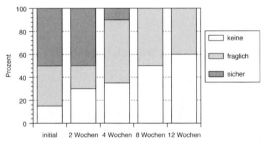

Abb. 39: Resistenz im Abdomen.

Therapiegruppe 2b

Tab. 35: Resistenz im Abdomen.

	initial	2 Wochen	4 Wochen	8 Wochen	12 Wochen
keine	15.0	30.0	35.0	50.0	60.0
fraglich	35.0	20.0	55.0	50.0	40.0
sicher	50.0	50.0	10.0	0.0	0.0

n=20; Angaben in Prozent

Studie: die Behandlung chronischer Colitiden 2.3

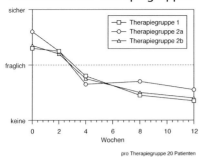

Abb. 40: Resistenz im Abdomen unter der Therapie.

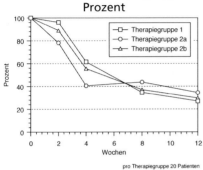

Abb. 41: Resistenz im Abdomen unter der Therapie.

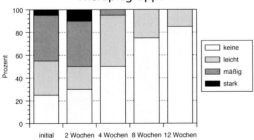

Abb. 39: Bauchschmerzen.

Tab. 36: Bauchschmerzen.

Therapiegruppe 1

	initial	2 Wochen	4 Wochen	8 Wochen	12 Wochen
keine	25.0	30.0	50.0	75.0	85.0
leicht	30.0	20.0	45.0	25.0	15.0
mäßig	40.0	40.0	5.0	0.0	0.0
stark	5.0	10.0	0.0	0.0	0.0

n=20; Angaben in Prozent

2 Praxisorientierte Spenglersan-Immuntherapie

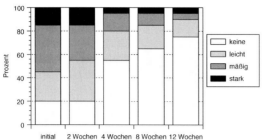

Abb. 43: Bauchschmerzen.

Therapiegruppe 2a

Tab. 37: Bauchschmerzen.

	initial	2 Wochen	4 Wochen	8 Wochen	12 Wochen
keine	20.0	20.0	55.0	65.0	75.0
leicht	25.0	35.0	25.0	20.0	15.0
mäßig	40.0	30.0	15.0	10.0	5.0
stark	15.0	15.0	5.0	5.0	5.0

n=20; Angaben in Prozent

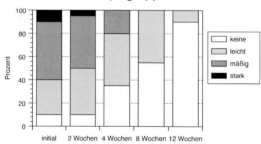

Abb. 44: Bauchschmerzen.

Therapiegruppe 2b

Tab. 38: Bauchschmerzen.

	initial	2 Wochen	4 Wochen	8 Wochen	12 Wochen
keine	10.0	10.0	35.0	55.0	90.0
leicht	30.0	40.0	45.0	45.0	10.0
mäßig	50.0	45.0	20.0	0.0	0.0
stark	10.0	5.0	0.0	0.0	0.0

n=20; Angaben in Prozent

Studie: die Behandlung chronischer Colitiden 2.3

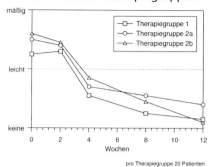

Abb. 45: Bauchschmerzen unter der Therapie.

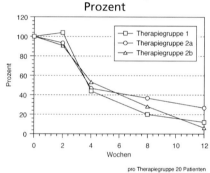

Abb. 46: Bauchschmerzen unter der Therapie.

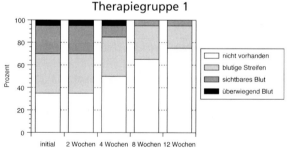

Abb. 47: Blut im Stuhl.

Tab. 39: Blut im Stuhl.

Therapiegruppe 1

	initial	2 Wochen	4 Wochen	8 Wochen	12 Wochen
nicht vorhanden	35.0	35.0	50.0	65.0	75.0
blutige Streifen	35.0	35.0	35.0	30.0	20.0
sichtbares Blut	25.0	25.0	10.0	5.0	5.0
überwiegend Blut	5.0	5.0	5.0	0.0	0.0

n=20; Angaben in Prozent

2 Praxisorientierte Spenglersan-Immuntherapie

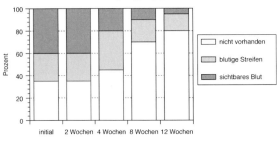

Abb. 48: Blut im Stuhl.

Therapiegruppe 2a

Tab. 40: Blut im Stuhl.

	initial	2 Wochen	4 Wochen	8 Wochen	12 Wochen
nicht vorhanden	35.0	35.0	45.0	70.0	80.0
blutige Streifen	25.0	25.0	35.0	20.0	15.0
sichtbares Blut	40.0	40.0	20.0	10.0	5.0
überwiegend Blut	0.0	0.0	0.0	0.0	0.0

n=20; Angaben in Prozent

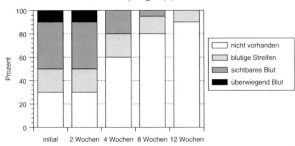

Abb. 49: Blut im Stuhl.

Therapiegruppe 2b

Tab. 41: Blut im Stuhl.

	initial	2 Wochen	4 Wochen	8 Wochen	12 Wochen
nicht vorhanden	30.0	30.0	60.0	80.0	90.0
blutige Streifen	20.0	20.0	20.0	15.0	10.0
sichtbares Blut	40.0	40.0	20.0	5.0	0.0
überwiegend Blut	10.0	10.0	0.0	0.0	0.0

n=20; Angaben in Prozent

Studie: die Behandlung chronischer Colitiden 2.3

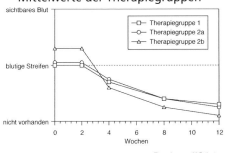

Abb. 50: Blut im Stuhl unter der Therapie.

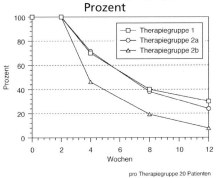

Abb. 51: Blut im Stuhl unter der Therapie.

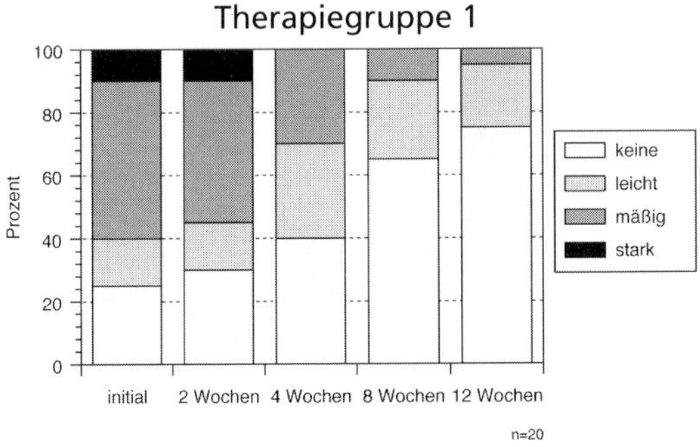

Therapiegruppe 1

Abb. 52: Darmtenesmen.

Tab. 42: Darmtenesmen.

Therapiegruppe 1

	initial	2 Wochen	4 Wochen	8 Wochen	12 Wochen
keine	25.0	30.0	40.0	65.0	75.0
leicht	15.0	15.0	30.0	25.0	20.0
mäßig	50.0	45.0	30.0	10.0	5.0
stark	10.0	10.0	0.0	0.0	0.0

n=20; Angaben in Prozent

2 Praxisorientierte Spenglersan-Immuntherapie

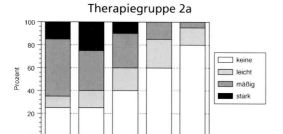

Abb. 53: Darmtenesmen.

Therapiegruppe 2a

	initial	2 Wochen	4 Wochen	8 Wochen	12 Wochen
keine	25.0	25.0	40.0	60.0	80.0
leicht	10.0	15.0	20.0	25.0	15.0
mäßig	50.0	35.0	30.0	15.0	5.0
stark	15.0	25.0	10.0	0.0	0.0

n=20; Angaben in Prozent

Tab. 43: Darmtenesmen.

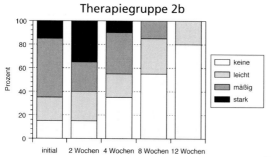

Abb. 54: Darmtenesmen.

Therapiegruppe 2b

	initial	2 Wochen	4 Wochen	8 Wochen	12 Wochen
keine	15.0	15.0	35.0	55.0	80.0
leicht	20.0	25.0	20.0	30.0	20.0
mäßig	50.0	25.0	35.0	15.0	0.0
stark	15.0	35.0	10.0	0.0	0.0

n=20; Angaben in Prozent

Tab. 44: Darmtenesmen.

Studie: die Behandlung chronischer Colitiden 2.3

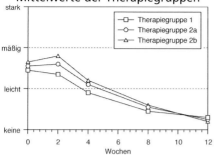

Abb. 55: Änderung der Darmtenesmen unter der Therapie.

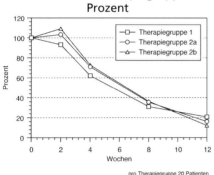

Abb. 56: Änderung der Darmtenesmen unter der Therapie.

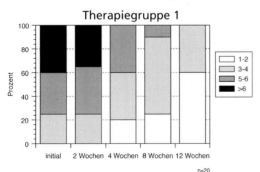

Abb. 57: Durchfällige Stühle.

Tab. 45: Durchfällige Stühle.

Therapiegruppe 1

	initial	2 Wochen	4 Wochen	8 Wochen	12 Wochen
1-2	0.0	0.0	20.0	25.0	60.0
3-4	25.0	25.0	40.0	65.0	40.0
5-6	35.0	40.0	40.0	10.0	0.0
>6	40.0	35.0	0.0	0.0	0.0

n=20; Angaben in Prozent

2 Praxisorientierte Spenglersan-Immuntherapie

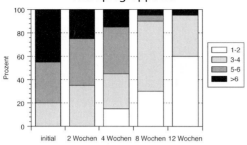

Abb. 58: Durchfällige Stühle.

Therapiegruppe 2a

	initial	2 Wochen	4 Wochen	8 Wochen	12 Wochen
1-2	0.0	0.0	15.0	30.0	60.0
3-4	20.0	35.0	30.0	60.0	35.0
5-6	35.0	40.0	40.0	5.0	0.0
>6	45.0	25.0	15.0	5.0	5.0

n=20; Angaben in Prozent

Tab. 46: Durchfällige Stühle.

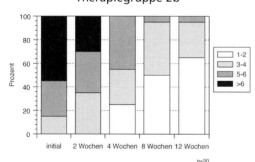

Abb. 59: Durchfällige Stühle.

Therapiegruppe 2b

	initial	2 Wochen	4 Wochen	8 Wochen	12 Wochen
1-2	0.0	0.0	25.0	50.0	65.0
3-4	15.0	35.0	30.0	45.0	30.0
5-6	30.0	35.0	45.0	5.0	5.0
>6	55.0	30.0	0.0	0.0	0.0

n=20; Angaben in Prozent

Tab. 47: Durchfällige Stühle.

Studie: die Behandlung chronischer Colitiden 2.3

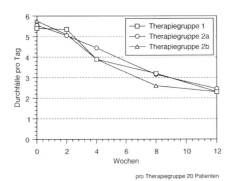

Abb. 60: Änderung der Durchfälle unter der Therapie.

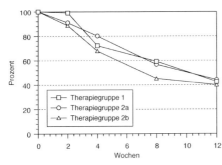

Abb. 61: Änderung der Durchfälle unter der Therapie.

Therapiegruppe 1

	initial	2 Wochen	4 Wochen	8 Wochen	12 Wochen
Gelenkschmerzen	5	5	4	4	1
Augenerkrankung (Iridozyklitis)	0	0	0	0	0
Haut: Erythema nodosum	4	4	1	1	0
Stomatitis aphthosa	2	2	2	0	0
Anal-Fissur	6	6	5	1	0
Fistel (Analbereich)	2	2	2	2	1
subkutaner perianaler Abszeß	2	2	2	2	1
Temperatur	0	0	0	0	0

pro Therapiegruppe 20 Patienten

Tab. 48: Anzahl der Patienten mit extraintestinalen Symptomen.

2 Praxisorientierte Spenglersan-Immuntherapie

Therapiegruppe 2a

	initial	2 Wochen	4 Wochen	8 Wochen	12 Wochen
Gelenkschmerzen	10	10	10	9	7
Augenerkrankung (Iridozyklitis)	1	1	1	0	0
Haut: Erythema nodosum	7	7	7	3	2
Stomatitis aphthosa	1	1	1	1	1
Anal-Fissur	8	8	8	1	0
Fistel (Analbereich)	3	3	3	1	0
subkutaner perianaler Abszeß	3	3	3	1	0
Temperatur	1	0	0	0	0

pro Therapiegruppe 20 Patienten

Tab. 49: Anzahl der Patienten mit extraintestinalen Symptomen.

Therapiegruppe 2b

	initial	2 Wochen	4 Wochen	8 Wochen	12 Wochen
Gelenkschmerzen	3	3	3	3	3
Augenerkrankung (Iridozyklitis)	0	0	0	0	0
Haut: Erythema nodosum	1	1	1	1	0
Stomatitis aphthosa	1	1	1	0	0
Anal-Fissur	8	8	3	1	0
Fistel (Analbereich)	3	3	3	1	1
subkutaner perianaler Abszeß	3	3	3	1	1
Temperatur	2	0	0	0	0

pro Therapiegruppe 20 Patienten

Tab. 50: Anzahl der Patienten mit extraintestinalen Symptomen.

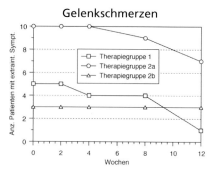

Abb. 62: Extraintestinale Symptome.

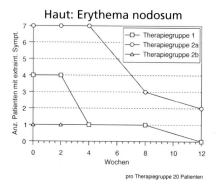

Abb. 63: Extraintestinale Symptome.

Studie: die Behandlung chronischer Colitiden 2.3

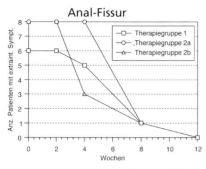

Abb. 64: Extraintestinale Symptome.

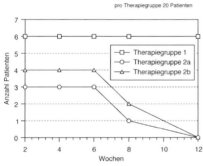

Abb. 65: Anzahl der Patienten mit Nebenwirkungen während der Therapie.

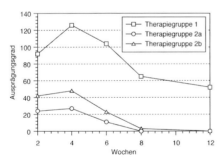

Für jeden Patienten wurden 14 mögliche Nebenwirkungen festgehalten (Schweißausbrüche, Kreislaufbeschwerden, Kopfschmerzen, Schwindel, Vaginalfluor, Rhino-Sinusitis, Zystitis, terminale Hämaturie, Pollakisurie und Algurie, Völlegefühl im Oberbauch, Magenbeschwerden, Übelkeit, Brechreiz, Erbrechen (Häufigkeit), Juckreiz, allergische Exantheme). Für jede Nebenwirkung gibt es jeweils fünf Ausprägungsstufen. Diese Ausprägungen sind (Skalierung): nicht vorhanden (0), leicht (1), mittel (2), stark (3), sehr stark (4). Für jeden Patienten wurde die Summe über alle Nebenwirkungen gebildet. Dann wurde für jede Therapiegruppe die Summe über die Patienten gebildet.

Abb. 66: Nebenwirkungen unter der Therapie.

2 Praxisorientierte Spenglersan-Immuntherapie

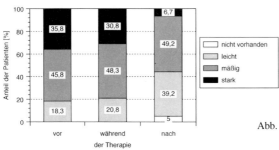

Abb. 67: Querschnitt der Befindlichkeitsparameter. Ausprägung des Schweregrades der Symptome.

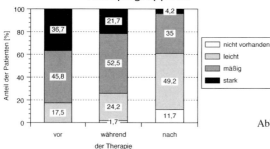

Abb. 68: Querschnitt der Befindlichkeitsparameter. Ausprägung des Schweregrades der Symptome.

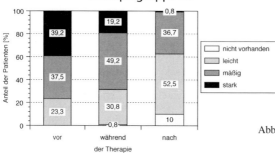

Abb. 69: Querschnitt der Befindlichkeitsparameter. Ausprägung des Schweregrades der Symptome.

Studie: die Behandlung chronischer Colitiden 2.3

Therapiegruppe 1

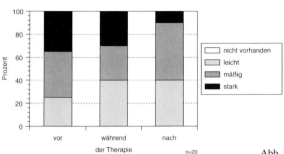

Abb. 70: Mattigkeit.

Therapiegruppe 1

Tab. 51: Mattigkeit.

	vor	während	nach
nicht vorhanden	0.0	0.0	0.0
leicht	25.0	40.0	40.0
mäßig	40.0	30.0	50.0
stark	35.0	30.0	10.0

n=20; Angaben in Prozent

Therapiegruppe 2a

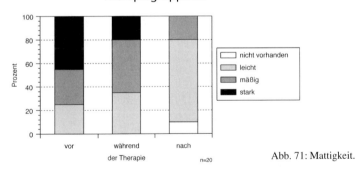

Abb. 71: Mattigkeit.

Therapiegruppe 2a

Tab. 52: Mattigkeit.

	vor	während	nach
nicht vorhanden	0.0	0.0	10.0
leicht	25.0	35.0	70.0
mäßig	30.0	45.0	20.0
stark	45.0	20.0	0.0

n=20; Angaben in Prozent

2 Praxisorientierte Spenglersan-Immuntherapie

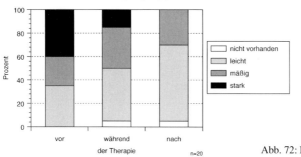

Abb. 72: Mattigkeit.

Therapiegruppe 2b

Tab. 53: Mattigkeit.

	vor	während	nach
nicht vorhanden	0.0	5.0	5.0
leicht	35.0	45.0	65.0
mäßig	25.0	35.0	30.0
stark	40.0	15.0	0.0

n=20; Angaben in Prozent

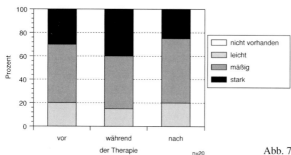

Abb. 73: Müdigkeit.

Therapiegruppe 1

Tab. 54: Müdigkeit.

	vor	während	nach
nicht vorhanden	0.0	0.0	0.0
leicht	20.0	15.0	20.0
mäßig	50.0	45.0	55.0
stark	30.0	40.0	25.0

n=20; Angaben in Prozent

Studie: die Behandlung chronischer Colitiden 2.3

Therapiegruppe 2a

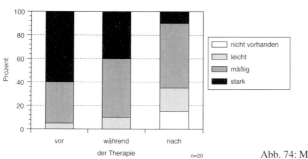

Abb. 74: Müdigkeit.

Therapiegruppe 2a

Tab. 55: Müdigkeit.

	vor	während	nach
nicht vorhanden	0.0	0.0	15.0
leicht	5.0	10.0	20.0
mäßig	35.0	50.0	55.0
stark	60.0	40.0	10.0

n=20; Angaben in Prozent

Therapiegruppe 2b

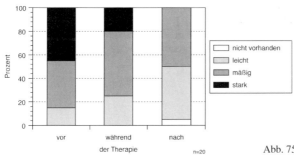

Abb. 75: Müdigkeit.

Therapiegruppe 2b

Tab. 56: Müdigkeit.

	vor	während	nach
nicht vorhanden	0.0	0.0	5.0
leicht	15.0	25.0	45.0
mäßig	40.0	55.0	50.0
stark	45.0	20.0	0.0

n=20; Angaben in Prozent

2 Praxisorientierte Spenglersan-Immuntherapie

Therapiegruppe 1

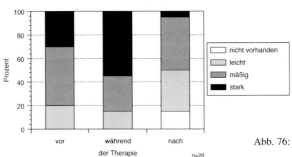

Abb. 76: Nervosität/Innere Unruhe.

Therapiegruppe 1

Tab. 57: Nervosität/Innere Unruhe.

	vor	während	nach
nicht vorhanden	0.0	0.0	15.0
leicht	20.0	15.0	35.0
mäßig	50.0	30.0	45.0
stark	30.0	55.0	5.0

n=20; Angaben in Prozent

Therapiegruppe 2a

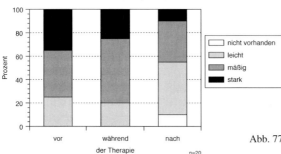

Abb. 77: Nervosität/Innere Unruhe.

Therapiegruppe 2a

Tab. 58: Nervosität/Innere Unruhe.

	vor	während	nach
nicht vorhanden	0.0	0.0	10.0
leicht	25.0	20.0	45.0
mäßig	40.0	55.0	35.0
stark	35.0	25.0	10.0

n=20

Studie: die Behandlung chronischer Colitiden 2.3

Therapiegruppe 2b

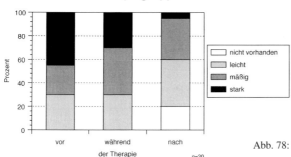

Abb. 78: Nervosität/Innere Unruhe.

Therapiegruppe 2b

Tab. 59: Nervosität/Innere Unruhe.

	vor	während	nach
nicht vorhanden	0.0	0.0	20.0
leicht	30.0	30.0	40.0
mäßig	25.0	40.0	35.0
stark	45.0	30.0	5.0

n=20; Angaben in Prozent

Therapiegruppe 1

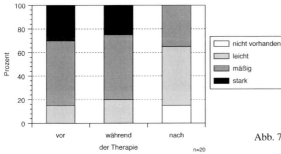

Abb. 79: Konzentrationsstörungen.

Therapiegruppe 1

Tab. 60: Konzentrationsstörungen.

	vor	während	nach
nicht vorhanden	0.0	0.0	15.0
leicht	15.0	20.0	50.0
mäßig	55.0	55.0	35.0
stark	30.0	25.0	0.0

n=20; Angaben in Prozent

2 Praxisorientierte Spenglersan-Immuntherapie

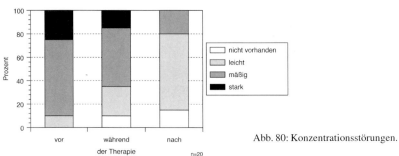

Abb. 80: Konzentrationsstörungen.

Therapiegruppe 2a

	vor	während	nach
nicht vorhanden	0.0	10.0	15.0
leicht	10.0	25.0	65.0
mäßig	65.0	50.0	20.0
stark	25.0	15.0	0.0

n=20; Angaben in Prozent

Tab. 61: Konzentrationsstörungen.

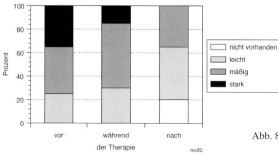

Abb. 81: Konzentrationsstörungen.

Therapiegruppe 2b

	vor	während	nach
nicht vorhanden	0.0	0.0	20.0
leicht	25.0	30.0	45.0
mäßig	40.0	55.0	35.0
stark	35.0	15.0	0.0

n=20; Angaben in Prozent

Tab. 62: Konzentrationsstörungen.

Studie: die Behandlung chronischer Colitiden 2.3

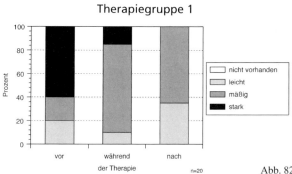

Abb. 82: Depressionen.

Therapiegruppe 1

Tab. 63: Depressionen.

	vor	während	nach
nicht vorhanden	0.0	0.0	0.0
leicht	20.0	10.0	35.0
mäßig	20.0	75.0	65.0
stark	60.0	15.0	0.0

n=20; Angaben in Prozent

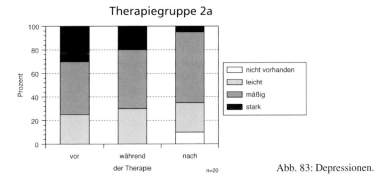

Abb. 83: Depressionen.

Therapiegruppe 2a

Tab. 64: Depressionen.

	vor	während	nach
nicht vorhanden	0.0	0.0	10.0
leicht	25.0	30.0	25.0
mäßig	45.0	50.0	60.0
stark	30.0	20.0	5.0

n=20; Angaben in Prozent

2 Praxisorientierte Spenglersan-Immuntherapie

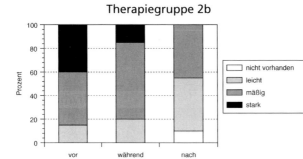

Abb. 84: Depressionen.

Therapiegruppe 2b

	vor	während	nach
nicht vorhanden	0.0	0.0	10.0
leicht	15.0	20.0	45.0
mäßig	45.0	65.0	45.0
stark	40.0	15.0	0.0

n=20; Angaben in Prozent

Tab. 65: Depressionen.

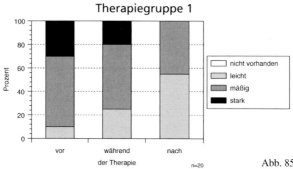

Abb. 85: Schlafstörungen.

Therapiegruppe 1

	vor	während	nach
nicht vorhanden	0.0	0.0	0.0
leicht	10.0	25.0	55.0
mäßig	60.0	55.0	45.0
stark	30.0	20.0	0.0

n=20; Angaben in Prozent

Tab. 66: Schlafstörungen.

Studie: die Behandlung chronischer Colitiden 2.3

Therapiegruppe 2a

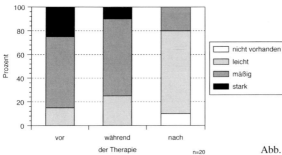

Abb. 86: Schlafstörungen.

Therapiegruppe 2a

Tab. 67: Schlafstörungen.

	vor	während	nach
nicht vorhanden	0.0	0.0	10.0
leicht	15.0	25.0	70.0
mäßig	60.0	65.0	20.0
stark	25.0	10.0	0.0

n=20; Angaben in Prozent

Therapiegruppe 2b

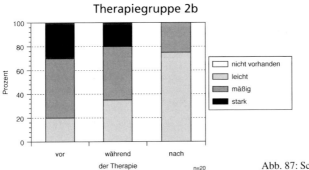

Abb. 87: Schlafstörungen.

Therapiegruppe 2b

Tab. 68: Schlafstörungen.

	vor	während	nach
nicht vorhanden	0.0	0.0	0.0
leicht	20.0	35.0	75.0
mäßig	50.0	45.0	25.0
stark	30.0	20.0	0.0

n=20; Angaben in Prozent

2 Praxisorientierte Spenglersan-Immuntherapie

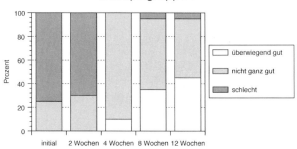

Abb. 88: Allgemeinbefinden.

Therapiegruppe 1

Tab. 69: Allgemeinbefinden.

	initial	2 Wochen	4 Wochen	8 Wochen	12 Wochen
überwiegend gut	0.0	0.0	10.0	35.0	45.0
nicht ganz gut	25.0	30.0	90.0	60.0	50.0
schlecht	75.0	70.0	0.0	5.0	5.0
sehr schlecht	0.0	0.0	0.0	0.0	0.0

n=20; Angaben in Prozent

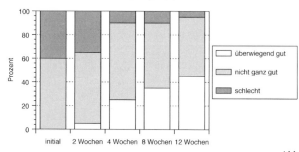

Abb. 89: Allgemeinbefinden.

Therapiegruppe 2a

Tab. 70: Allgemeinbefinden.

	überwiegend gut	nicht ganz gut	schlecht	sehr schlecht
initial	0.0	60.0	40.0	0.0
2 Wochen	5.0	60.0	35.0	0.0
4 Wochen	25.0	65.0	10.0	0.0
8 Wochen	35.0	55.0	10.0	0.0
12 Wochen	45.0	50.0	5.0	0.0

n=20; Angaben in Prozent

Studie: die Behandlung chronischer Colitiden 2.3

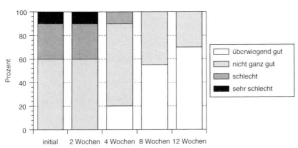

Abb. 90: Allgemeinbefinden.

Therapiegruppe 2b

Tab. 71: Allgemeinbefinden.

	initial	2 Wochen	4 Wochen	8 Wochen	12 Wochen
überwiegend gut	0.0	0.0	20.0	55.0	70.0
nicht ganz gut	60.0	60.0	70.0	45.0	30.0
schlecht	30.0	30.0	10.0	0.0	0.0
sehr schlecht	10.0	10.0	0.0	0.0	0.0

n=20; Angaben in Prozent

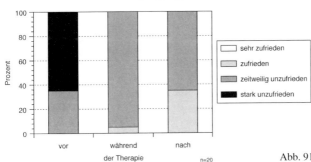

Abb. 91: Lebensqualität.

Therapiegruppe 1

Tab. 72: Lebensqualität.

	vor	während	nach
sehr zufrieden	0.0	0.0	0.0
zufrieden	0.0	5.0	35.0
zeitweilig unzufrieden	35.0	95.0	65.0
stark unzufrieden	65.0	0.0	0.0

n=20; Angaben in Prozent

2 Praxisorientierte Spenglersan-Immuntherapie

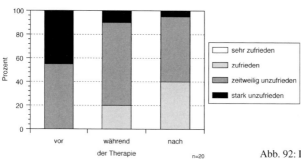

Abb. 92: Lebensqualität.

Therapiegruppe 2a

Tab. 73: Lebensqualität.

	vor	während	nach
sehr zufrieden	0.0	0.0	0.0
zufrieden	0.0	20.0	40.0
zeitweilig unzufrieden	55.0	70.0	55.0
stark unzufrieden	45.0	10.0	5.0

n=20; Angaben in Prozent

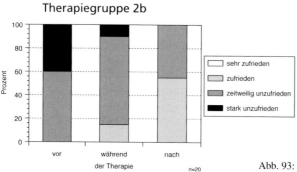

Abb. 93: Lebensqualität.

Therapiegruppe 2b

Tab. 74: Lebensqualität.

	vor	während	nach
sehr zufrieden	0.0	0.0	0.0
zufrieden	0.0	15.0	55.0
zeitweilig unzufrieden	60.0	75.0	45.0
stark unzufrieden	40.0	10.0	0.0

n=20; Angaben in Prozent

Studie: die Behandlung chronischer Colitiden 2.3

Tab. 75: Laborparameter.

Therapiegruppe 1

Ausführliche Übersicht der Untersuchungsergebnisse im Verlauf der zwölfwöchigen Anwendungsbeobachtung unter entsprechender Medikation. Dargestellt sind Mittelwert, Differenz der Mittelwerte vor und nach der Therapie, Standardabweichung, Median, Minimum und Maximum.

	Einheit	Woche	Mittelwert	Diff. der Mittelwerte	Diff. der Mittelwerte [%]	Std.abw.	Median	Minimum	Maximum
ALFA-1-Globulin	%	0	4.2			0.37	4.1	3.5	4.8
		4	3.9			0.30	3.8	3.4	4.4
		8	3.7			0.31	3.7	3.2	4.3
		12	3.6	-0.6	-14.3	0.31	3.5	3.1	4.1
ALFA-2-Globulin	%	0	10.6			1.04	10.5	8.9	12.3
		4	10.0			0.97	10.0	8.6	11.6
		8	9.9			0.93	9.8	8.5	11.3
		12	9.6	-1.0	-9.4	1.01	9.6	8.2	11.2
Albumin	%	0	55.3			1.56	55.5	51.9	57.8
		4	56.3			1.49	56.3	53.0	58.3
		8	59.3			1.55	59.4	56.2	62.0
		12	60.1	4.8	8.7	1.62	60.2	57.1	63.2
Vitamin B12	pmol/l	0	570.0			79.75	579.0	453.0	708.0
		4	592.5			90.38	582.5	432.0	786.0
		8	624.1			76.09	610.5	489.0	756.0
		12	617.0	47.0	8.2	74.31	618.5	498.0	744.0
basophile Granulocyten	%	0	0.2			0.10	0.2	0.1	0.4
		4	0.2			0.09	0.2	0.1	0.4
		8	0.3			0.09	0.3	0.2	0.5
		12	0.3	0.1	50.0	0.07	0.3	0.2	0.5
Beta-Globulin	%	0	8.9			1.77	8.5	6.0	11.7
		4	10.2			1.71	9.8	7.9	13.2
		8	8.8			1.87	8.6	5.7	11.8
		12	9.9	1.0	11.2	2.05	9.5	6.2	14.1
BSG	mm/h	0	75.0			11.94	76.5	49.0	95.0
		4	54.3			10.84	55.5	34.0	72.0
		8	45.8			10.98	47.0	26.0	63.0
		12	30.8	-44.2	-58.9	5.55	30.0	21.0	43.0
C-reaktives Protein	mg/dl	0	5.8			0.46	5.9	5.1	6.6
		4	4.6			0.66	4.6	3.7	6.1
		8	3.3			0.62	3.2	2.5	4.9
		12	1.9	-3.9	-67.2	0.73	1.7	1.4	4.8

Bei der Angabe der Differenz der Mittelwerte in Prozent entspricht der Mittelwert des Parameters vor der Therapie 100%.

2 Praxisorientierte Spenglersan-Immuntherapie

Tab. 75: Fortsetzung.

Therapiegruppe 1

	Einheit	Woche	Mittelwert	Diff. der Mittelwerte	Diff. der Mittelwerte [%]	Std.abw.	Median	Minimum	Maximum
gamma-GT	U/l	0	17.9			12.29	14.5	5.0	52.0
		4	20.8			17.19	15.0	6.0	68.0
		8	23.0			22.09	13.5	7.0	83.0
		12	25.4	7.5	41.9	27.47	13.0	5.0	92.0
Cholesterin	mg/dl	0	141.8			10.91	142.0	124.0	162.0
		4	143.6			10.67	143.5	128.0	162.0
		8	144.7			10.23	144.5	130.0	164.0
		12	145.1	3.3	2.3	10.90	145.0	128.0	166.0
Calcium	mmol/l	0	2.5			0.26	2.4	2.3	3.5
		4	2.4			0.09	2.4	2.2	2.5
		8	2.3			0.09	2.3	2.1	2.4
		12	2.2	-0.3	-12.0	0.11	2.3	2.0	2.4
Kalium	mmol/l	0	4.1			0.13	4.1	3.9	4.3
		4	3.9			0.15	3.9	3.6	4.2
		8	3.7			0.16	3.7	3.4	4.1
		12	3.6	-0.5	-12.2	0.16	3.5	3.3	3.9
Natrium	mmol/l	0	140.6			1.50	140.7	138.1	143.0
		4	142.4			1.87	142.7	138.2	145.1
		8	142.8			1.70	142.6	140.1	145.6
		12	144.8	4.2	3.0	1.13	144.6	142.6	146.8
Gesamteiweiß	g/l	0	63.1			1.76	63.5	59.0	66.0
		4	64.1			1.63	66.0	61.0	67.0
		8	65.9			1.70	66.0	63.0	68.0
		12	66.6	3.5	5.5	0.36	1.5	64.0	70.0
eosinophile Granulocyten	%	0	1.5			0.37	1.5	1.0	2.3
		4	1.5			0.34	1.4	0.8	2.1
		8	1.4			0.34	1.4	0.9	2.2
		12	1.4	-0.1	-6.7	0.23	3.6	0.9	4.1
Erythrozyten	Mio/µl	0	3.5			0.20	3.8	3.2	4.2
		4	3.8			0.21	4.1	3.5	4.4
		8	4.1			0.18	4.3	3.7	4.5
		12	4.2	0.7	20.0	4.34	29.0	3.9	38.0
Eisen	µg/dl	0	29.2			4.51	36.5	20.0	38.0
		4	36.9			5.51	47.5	29.0	47.0
		8	47.9			9.23	59.0	38.0	58.0
		12	60.0	30.8	105.5			38.0	72.0

Bei der Angabe der Differenz der Mittelwerte in Prozent entspricht der Mittelwert des Parameters vor der Therapie 100%.

Studie: die Behandlung chronischer Colitiden 2.3

Tab. 75: Fortsetzung.

Therapiegruppe 1

	Einheit	Woche	Mittelwert	Diff. der Mittelwerte	Diff. der Mittelwerte [%]	Std.abw.	Median	Minimum	Maximum
Ferritin	ng/ml	0	37.2			9.98	35.0	21.0	52.0
		4	47.8			9.99	45.0	33.0	64.0
		8	59.1			10.41	58.0	42.0	74.0
		12	68.9	31.7	85.2	12.79	67.0	45.0	86.0
Folsäure	mmol/l	0	20.6			3.62	20.0	15.0	29.0
		4	21.7			3.39	22.0	15.0	28.0
		8	23.1			3.13	24.0	17.0	28.0
		12	22.5	1.9	9.2	2.98	22.0	17.0	28.0
GAMMA-Globulin	%	0	19.8			1.14	20.4	17.8	21.0
		4	18.4			1.16	18.9	16.5	20.2
		8	17.3			1.21	17.7	15.4	20.1
		12	16.6	-3.2	-16.2	1.32	16.9	14.6	19.9
Glucose i.S.	mg/dl	0	82.1			9.08	83.5	65.0	97.0
		4	87.1			9.93	88.5	66.0	102.0
		8	90.5			10.85	93.0	66.0	106.0
		12	91.8	9.7	11.8	10.40	94.5	68.0	108.0
GOT	U/l	0	9.2			4.67	8.5	2.0	18.0
		4	8.8			3.95	8.5	3.0	17.0
		8	8.9			3.56	9.0	3.0	15.0
		12	8.7	-0.5	-5.4	3.94	9.5	2.0	16.0
GPT	U/l	0	7.2			3.40	7.0	2.0	15.0
		4	7.3			2.83	7.5	3.0	13.0
		8	7.9			3.15	7.0	3.0	14.0
		12	7.6	0.4	5.6	3.47	8.0	2.0	16.0
Hämatokrit	Vol %	0	35.7			0.39	35.6	35.0	36.4
		4	36.9			0.41	36.8	36.2	37.6
		8	38.9			0.44	39.0	38.1	39.9
		12	40.7	5.0	14.0	0.89	41.0	37.5	41.7
Hämoglobin	g/dl	0	12.1			1.05	12.2	9.7	13.6
		4	12.5			0.99	12.7	10.7	13.9
		8	13.0			0.97	13.1	11.3	14.3
		12	13.5	1.4	11.6	0.91	13.4	11.9	14.9
Harnstoff	mg/dl	0	33.8			4.59	34.0	26.0	42.0
		4	31.7			4.38	32.0	25.0	40.0
		8	28.9			4.13	28.5	23.0	38.0
		12	23.8	-10.0	-29.6	3.09	23.0	20.0	29.0

Bei der Angabe der Differenz der Mittelwerte in Prozent entspricht der Mittelwert des Parameters vor der Therapie 100%.

2 Praxisorientierte Spenglersan-Immuntherapie

Tab. 75: Fortsetzung.

Therapiegruppe 1

	Einheit	Woche	Mittelwert	Diff. der Mittelwerte	Diff. der Mittelwerte [%]	Std.abw.	Median	Minimum	Maximum
Harnsäure	mg/dl	0	3.8			0.55	3.7	2.9	4.8
		4	3.6			0.64	3.5	2.8	5.1
		8	3.3			0.89	3.0	2.4	5.4
		12	2.9	-0.9	-23.7	1.08	2.6	2.0	5.6
Kreatinin	mg/dl	0	0.9			0.11	0.9	0.7	1.1
		4	0.9			0.16	0.9	0.7	1.2
		8	0.9			0.17	0.9	0.7	1.3
		12	1.0	0.1	11.1	0.34	0.9	0.8	1.3
Leukozyten	1000/µl	0	8.6			0.34	8.6	7.9	9.3
		4	8.0			0.35	8.0	7.3	8.8
		8	7.5			0.30	7.6	6.9	8.1
		12	6.9	-1.7	-19.8	0.39	6.9	6.5	7.9
Lymphocyten	%	0	30.1			1.52	30.2	28.0	32.5
		4	27.6			1.82	27.5	25.3	32.1
		8	24.6			2.33	24.3	22.3	32.5
		12	22.9	-7.2	-23.9	2.55	22.7	20.5	31.9
Monocyten	%	0	1.3			0.25	1.3	1.0	1.8
		4	3.7			0.59	3.8	1.5	4.3
		8	6.8			1.16	7.2	2.1	7.6
		12	8.8	7.5	576.9	1.44	9.0	2.8	9.6
Thromboplastinzeit (Quick)	%	0	98.9			10.69	101.0	79.0	116.0
		8	92.8			9.32	93.5	76.0	112.0
		12	92.7	-6.2	-6.3	7.33	92.5	77.0	105.0
Neutrophile, segmentkernige	%	0	52.7			0.69	52.8	51.5	53.9
		8	64.0			2.82	64.6	55.3	67.3
		12	65.2	12.5	23.7	3.01	65.8	54.1	67.8
Neutrophile, stabkernige	%	0	14.1			1.34	14.4	11.3	15.9
		8	2.9			2.52	1.6	0.1	8.5
		12	1.4	-12.7	-90.1	2.29	0.8	0.1	9.8
Thrombozyten	1000/µl	0	617.5			47.34	620.0	543.0	691.0
		4	552.1			46.46	559.0	476.0	622.0
		8	509.4			48.21	514.0	432.0	581.0
		12	475.3	-142.2	-23.0	49.43	480.0	394.0	546.0
Triglyceride	mg/dl	0	87.9			9.32	87.5	72.0	108.0
		4	92.0			8.44	92.0	76.0	106.0
		8	97.4			8.65	97.0	78.0	113.0
		12	97.1	9.2	10.5	8.19	95.5	82.0	115.0

Bei der Angabe der Differenz der Mittelwerte in Prozent entspricht der Mittelwert des Parameters vor der Therapie 100%.

Studie: die Behandlung chronischer Colitiden 2.3

Tab. 76: Laborparameter.

Therapiegruppe 2a

Ausführliche Übersicht der Untersuchungsergebnisse im Verlauf der zwölfwöchigen Anwendungsbeobachtung unter entsprechender Medikation. Dargestellt sind Mittelwert, Differenz der Mittelwerte vor und nach der Therapie, Standardabweichung, Median, Minimum und Maximum.

	Einheit	Woche	Mittelwert	Diff. der Mittelwerte	Diff. der Mittelwerte [%]	Std.abw.	Median	Minimum	Maximum
ALFA-1-Globulin	%	0	4.1			0.32	4.2	3.5	4.5
		4	3.9			0.30	4.0	3.4	4.3
		8	3.8			0.30	3.8	3.3	4.3
		12	3.7	-0.4	-9.8	0.26	3.7	3.4	4.3
ALFA-2-Globulin	%	0	10.0			1.31	9.5	8.6	12.3
		4	9.7			1.20	9.4	8.4	12.4
		8	9.7			1.13	9.3	8.2	12.4
		12	9.5	-0.5	-5.0	1.02	9.1	8.3	12.2
Albumin	%	0	57.1			1.21	57.0	54.7	59.1
		4	57.9			1.31	57.9	55.3	60.2
		8	59.6			1.46	59.8	55.5	61.6
		12	60.8	3.7	6.5	1.53	61.1	56.0	62.7
Vitamin B12	pmol/l	0	579.1			71.16	575.5	451.0	692.0
		4	600.4			67.40	605.5	483.0	744.0
		8	615.5			67.47	618.0	508.0	736.0
		12	613.2	34.1	5.9	74.70	604.5	465.0	786.0
basophile Granulocyten	%	0	0.1			0.09	0.1	0.0	0.3
		4	0.2			0.07	0.1	0.1	0.3
		8	0.2			0.09	0.2	0.1	0.4
		12	0.3	0.2	200.0	0.09	0.3	0.1	0.5
Beta-Globulin	%	0	9.0			1.43	8.9	6.7	11.3
		4	10.1			1.44	10.1	7.2	12.1
		8	9.7			1.40	9.5	7.6	11.9
		12	9.4	0.4	4.4	1.41	9.4	7.1	12.1
BSG	mm/h	0	78.5			10.44	77.0	62.0	96.0
		4	58.4			11.54	56.5	41.0	88.0
		8	43.0			13.10	39.0	30.0	90.0
		12	29.2	-49.3	-62.8	13.96	27.0	19.0	87.0
C-reaktives Protein	mg/dl	0	5.9			0.29	5.9	5.5	6.3
		4	4.2			0.63	4.0	3.6	6.5
		8	2.7			0.97	2.5	1.9	6.1
		12	1.9	-4.0	-67.8	0.93	1.6	1.4	5.7

Bei der Angabe der Differenz der Mittelwerte in Prozent entspricht der Mittelwert des Parameters vor der Therapie 100%.

2 Praxisorientierte Spenglersan-Immuntherapie

Tab. 76: Fortsetzung.

Therapiegruppe 2a

	Einheit	Woche	Mittelwert	Diff. der Mittelwerte	Diff. der Mittelwerte [%]	Std.abw	Median	Minimum	Maximum
gamma-GT	U/l	0	11.4			4.56	11.5	5.0	21.0
		4	10.3			4.40	9.0	4.0	18.0
		8	10.5			4.24	10.0	3.0	20.0
		12	10.8	-0.6	-5.3	4.31	10.5	2.0	18.0
Cholesterin	mg/dl	0	147.4			15.20	142.5	122.0	172.0
		4	149.4			14.92	144.0	125.0	175.0
		8	150.4			14.84	146.0	126.0	178.0
		12	151.1	3.7	2.5	15.07	146.5	128.0	177.0
Calcium	mmol/l	0	2.4			0.08	2.4	2.3	2.5
		4	2.4			0.23	2.4	2.3	3.3
		8	2.4			0.15	2.3	2.2	2.9
		12	2.3	-0.1	-4.2	0.32	2.3	1.1	3.0
Kalium	mmol/l	0	4.1			0.16	4.1	3.8	4.3
		4	3.9			0.17	4.0	3.6	4.2
		8	3.8			0.18	3.8	3.4	4.1
		12	3.6	-0.5	-12.2	0.17	3.6	3.4	3.9
Natrium	mmol/l	0	141.1			1.41	141.3	138.6	143.6
		4	142.3			1.86	142.2	138.7	145.2
		8	143.4			1.70	143.7	140.2	146.3
		12	144.8	3.7	2.6	1.35	145.1	142.3	146.8
Gesamteiweiß	g/l	0	62.4			2.56	62.0	58.0	67.0
		4	62.9			2.69	62.5	57.0	67.0
		8	63.8			2.53	63.5	58.0	68.0
		12	64.8	2.4	3.8	2.75	65.0	57.0	69.0
eosinophile Granulocyten	%	0	1.8			0.37	1.9	1.3	2.5
		4	1.6			0.36	1.8	1.5	2.4
		8	1.6			0.38	1.5	1.1	2.2
		12	1.5	-0.3	-16.7	0.38	1.5	0.8	2.1
Erythrozyten	Mio/μl	0	3.4			0.18	3.4	3.1	3.7
		4	3.7			0.19	3.7	3.3	4.0
		8	4.0			0.28	4.1	3.3	4.5
		12	4.2	0.8	23.5	0.28	4.3	3.4	4.8
Eisen	μg/dl	0	28.9			4.73	27.5	20.0	38.0
		4	39.5			5.03	38.0	31.0	52.0
		8	49.1			8.38	50.0	32.0	66.0
		12	61.6	32.7	113.1	10.13	63.0	33.0	73.0

Bei der Angabe der Differenz der Mittelwerte in Prozent entspricht der Mittelwert des Parameters vor der Therapie 100%.

Studie: die Behandlung chronischer Colitiden 2.3

Tab. 76: Fortsetzung.

Therapiegruppe 2a

	Einheit	Woche	Mittelwert	Diff. der Mittelwerte	Diff. der Mittelwerte [%]	Std.abw.	Median	Minimum	Maximum
Ferritin	ng/ml	0	37.2			9.98	35.0	21.0	52.0
		4	47.8			9.99	45.0	33.0	64.0
		8	59.1			10.41	58.0	42.0	74.0
		12	68.9	31.7	85.2	12.79	67.0	45.0	86.0
Folsäure	mmol/l	0	20.6			3.62	20.0	15.0	29.0
		4	21.7			3.39	22.0	15.0	28.0
		8	23.1			3.13	24.0	17.0	28.0
		12	22.5	1.9	9.2	2.98	22.0	17.0	28.0
GAMMA-Globulin	%	0	19.8			1.14	20.4	17.8	21.0
		4	18.4			1.16	18.9	16.5	20.2
		8	17.3			1.21	17.7	15.4	20.1
		12	16.6	-3.2	-16.2	1.32	16.9	14.6	19.9
Glucose i.S.	mg/dl	0	82.1			9.08	83.5	65.0	97.0
		4	87.1			9.93	88.5	66.0	102.0
		8	90.5			10.85	93.0	66.0	106.0
		12	91.8	9.7	11.8	10.40	94.5	68.0	108.0
GOT	U/l	0	9.2			4.67	8.5	2.0	18.0
		4	8.8			3.95	8.5	3.0	17.0
		8	8.9			3.56	9.0	3.0	15.0
		12	8.7	-0.5	-5.4	3.94	9.5	2.0	16.0
GPT	U/l	0	7.2			3.40	7.0	2.0	15.0
		4	7.3			2.83	7.5	3.0	13.0
		8	7.9			3.15	7.0	3.0	14.0
		12	7.6	0.4	5.6	3.47	8.0	2.0	16.0
Hämatokrit	Vol %	0	35.7			0.39	35.6	35.0	36.4
		4	36.9			0.41	36.8	36.2	37.6
		8	38.9			0.44	39.0	38.1	39.9
		12	40.7	5.0	14.0	0.89	41.0	37.5	41.7
Hämoglobin	g/dl	0	12.1			1.05	12.2	9.7	13.6
		4	12.5			0.99	12.7	10.7	13.9
		8	13.0			0.97	13.1	11.3	14.3
		12	13.5	1.4	11.6	0.91	13.4	11.9	14.9
Harnstoff	mg/dl	0	33.8			4.59	34.0	26.0	42.0
		4	31.7			4.38	32.0	25.0	40.0
		8	28.9			4.13	28.5	23.0	38.0
		12	23.8	-10.0	-29.6	3.09	23.0	20.0	29.0

Bei der Angabe der Differenz der Mittelwerte in Prozent entspricht der Mittelwert des Parameters vor der Therapie 100%.

2 Praxisorientierte Spenglersan-Immuntherapie

Tab. 76: Fortsetzung.

Therapiegruppe 2a

	Einheit	Woche	Mittelwert	Diff. der Mittelwerte	Diff. der Mittelwerte [%]	Std.abw.	Median	Minimum	Maximum
Harnsäure	mg/dl	0	3.9			0.67	3.8	2.8	5.2
		4	3.5			0.60	3.5	2.6	4.7
		8	3.1			0.48	3.0	2.3	4.0
		12	2.6	-1.3	-33.3	0.28	2.5	2.1	3.1
Kreatinin	mg/dl	0	0.9			0.10	0.9	0.7	1.1
		4	0.9			0.11	0.9	0.7	1.1
		8	0.9			0.10	0.9	0.8	1.1
		12	0.9	0.0	0.0	0.10	0.9	0.8	1.1
Leukozyten	1000/µl	0	9.7			0.28	9.7	9.2	10.3
		4	8.9			0.31	8.9	8.4	9.5
		8	8.4			0.30	8.5	7.9	9.0
		12	7.9	-1.8	-18.6	0.39	7.8	7.4	9.3
Lymphocyten	%	0	30.8			1.59	31.2	28.4	32.6
		4	29.4			1.54	29.8	26.7	31.1
		8	27.3			1.49	27.7	24.5	29.0
		12	26.2	-4.6	-14.9	1.55	26.8	23.2	27.9
Monocyten	%	0	1.9			0.48	2.1	1.1	2.5
		4	4.0			0.55	4.1	3.2	4.8
		8	6.3			1.01	6.5	2.7	7.4
		12	7.8	5.9	310.5	1.23	8.1	3.1	8.9
Thromboplastinzeit (Quick)	%	0	97.0			9.90	96.0	82.0	113.0
		4	94.2			9.02	94.5	78.0	108.0
		8	93.9			8.72	93.5	78.0	110.0
		12	53.4	-3.1	-3.2	0.79	53.5	51.9	55.2
Neutrophile, segmentkernige	%	0	61.5			1.39	61.6	58.4	63.9
		4	62.3			0.73	62.2	60.7	63.6
		8	11.9			1.49	11.9	9.8	14.4
		12	3.0	8.9	16.7	2.35	1.9	0.5	7.3
Neutrophile, stabkernige	%	0	1.9	-10.0	-84.0	1.96	1.0	0.1	6.8
Thrombozyten	1000/µl	0	633.7			21.43	632.0	605.0	671.0
		4	580.7			33.83	573.0	532.0	658.0
		8	519.1			43.20	511.5	427.0	651.0
		12	500.9	-132.8	-21.0	78.71	479.0	399.0	781.0
Triglyceride	mg/dl	0	94.8			11.30	93.5	76.0	116.0
		4	97.6			9.42	96.0	81.0	112.0
		8	99.7			9.59	97.5	84.0	118.0
		12	101.3	6.5	6.9	9.32	99.5	85.0	117.0

Bei der Angabe der Differenz der Mittelwerte in Prozent entspricht der Mittelwert des Parameters vor der Therapie 100%.

Studie: die Behandlung chronischer Colitiden 2.3

Tab. 77: Laborparameter.

Therapiegruppe 2b

Ausführliche Übersicht der Untersuchungsergebnisse im Verlauf der zwölfwöchigen Anwendungsbeobachtung unter entsprechender Medikation. Dargestellt sind Mittelwert, Differenz der Mittelwerte vor und nach der Therapie, Standardabweichung, Median, Minimum und Maximum.

	Einheit	Woche	Mittelwert	Diff. der Mittelwerte	Diff. der Mittelwerte [%]	Std.abw.	Median	Minimum	Maximum
ALFA-1-Globulin	%	0	4.3			0.54	4.5	3.5	4.9
		4	4.0			0.54	4.2	3.1	4.7
		8	3.7			0.49	3.9	2.8	4.4
		12	3.6	-0.7	-16.3	0.39	3.7	2.7	4.0
ALFA-2-Globulin	%	0	10.4			1.23	10.8	8.5	12.0
		4	10.2			1.16	10.6	8.5	11.8
		8	9.8			0.84	10.0	8.4	10.9
		12	9.5	-0.9	-8.7	0.61	9.7	8.4	10.2
Albumin	%	0	54.3			1.66	53.7	52.2	57.0
		4	55.3			1.72	54.8	53.2	58.3
		8	58.8			1.81	58.3	56.7	62.3
		12	62.4	8.1	14.9	1.82	61.8	59.8	65.7
Vitamin B12	pmol/l	0	561.3			67.71	557.5	453.0	695.0
		4	567.6			132.09	585.0	73.0	705.0
		8	589.2			67.55	597.5	498.0	753.0
		12	602.4	41.1	7.3	68.99	588.5	482.0	786.0
basophile Granulocyten	%	0	0.1			0.09	0.1	0.0	0.3
		4	0.2			0.12	0.1	0.0	0.5
		8	0.3			0.12	0.3	0.0	0.5
		12	0.3	0.2	200.0	0.11	0.3	0.1	0.5
Beta-Globulin	%	0	9.0			2.26	8.6	6.1	13.1
		4	10.3			1.86	10.2	6.8	13.5
		8	11.3			0.84	11.1	10.0	12.5
		12	9.2	0.2	2.2	0.96	9.1	7.5	11.2
BSG	mm/h	0	82.7			7.01	81.5	73.0	97.0
		4	57.2			7.24	57.0	47.0	73.0
		8	38.5			6.88	39.0	29.0	52.0
		12	24.0	-58.7	-71.0	4.58	24.5	16.0	32.0
C-reaktives Protein	mg/dl	0	5.9			0.54	6.0	5.2	6.7
		4	4.0			0.42	3.9	3.1	4.7
		8	2.9			0.42	2.9	2.0	3.8
		12	1.7	-4.2	-71.2	0.27	1.6	1.3	2.1

Bei der Angabe der Differenz der Mittelwerte in Prozent entspricht der Mittelwert des Parameters vor der Therapie 100%.

2 Praxisorientierte Spenglersan-Immuntherapie

Tab. 77: Fortsetzung.

Therapiegruppe 2b

	Einheit	Woche	Mittelwert	Diff. der Mittelwerte	Diff. der Mittelwerte [%]	Std.abw.	Median	Minimum	Maximum
gamma-GT	U/l	0	9.9			3.07	9.5	5.0	16.0
		4	9.5			3.90	9.0	5.0	18.0
		8	10.2			3.07	9.5	5.0	17.0
Cholesterin	mg/dl	12	10.5	0.6	6.1	3.59	10.5	6.0	17.0
		0	139.8			9.58	139.5	126.0	161.0
		4	141.0			9.78	140.0	123.0	160.0
		8	142.4			9.78	142.5	127.0	162.0
Calcium	mmol/l	12	143.3	3.5	2.5	9.46	142.0	130.0	164.0
		0	2.4			0.08	2.4	2.3	2.5
		4	2.4			0.07	2.4	2.2	2.5
		8	2.3			0.06	2.3	2.2	2.4
Kalium	mmol/l	12	2.3	-0.1	-4.2	0.07	2.3	2.1	2.4
		0	4.0			0.15	4.0	3.8	4.3
		4	3.9			0.15	3.9	3.6	4.3
		8	3.8			0.14	3.8	3.5	4.0
Natrium	mmol/l	12	3.6	-0.4	-10.0	0.15	3.6	3.4	3.9
		0	141.2			1.52	141.3	138.4	143.5
		4	142.5			1.31	142.5	140.1	144.6
		8	144.0			1.73	144.3	139.6	146.3
Gesamteiweiß	g/l	12	144.6	3.4	2.4	1.41	144.7	141.9	146.5
		0	64.5			2.24	64.5	61.0	68.0
		4	65.4			2.18	66.0	62.0	68.0
		8	66.1			1.82	66.0	63.0	69.0
eosinophile Granulocyten	%	12	67.0	2.5	3.9	1.52	67.5	64.0	69.0
		0	1.8			0.36	1.9	1.2	2.4
		4	1.7			0.33	1.7	1.2	2.3
		8	1.6			0.31	1.5	1.1	2.2
Erythrozyten	Mio/µl	12	1.5	-0.3	-16.7	0.36	1.5	1.0	2.3
		0	3.5			0.14	3.5	3.3	3.8
		4	3.8			0.15	3.8	3.6	4.1
		8	4.1			0.19	4.1	3.8	4.4
Eisen	µg/dl	12	4.4	0.9	25.7	0.11	4.4	4.2	4.6
		0	25.8			2.76	25.0	21.0	31.0
		4	37.9			3.25	37.0	33.0	45.0
		8	46.4			4.10	46.0	40.0	55.0
		12	60.4	34.6	134.1	6.92	61.5	48.0	74.0

Bei der Angabe der Differenz der Mittelwerte in Prozent entspricht der Mittelwert des Parameters vor der Therapie 100%.

Tab. 77: Fortsetzung.

Studie: die Behandlung chronischer Colitiden 2.3

Therapiegruppe 2b

	Einheit	Woche	Mittelwert	Diff. der Mittelwerte	Diff. der Mittelwerte [%]	Std.abw	Median	Minimum	Maximum
Ferritin	ng/ml	0	28.8			7.82	24.0	21.0	43.0
		4	41.3			7.36	38.0	33.0	57.0
		8	52.2			7.32	49.0	44.0	68.0
		12	60.1	31.3	108.7	7.82	57.0	52.0	76.0
Folsäure	mmol/l	0	19.6			5.31	18.0	13.0	29.0
		4	20.2			4.84	18.5	13.0	29.0
		8	21.3			4.49	20.5	15.0	30.0
		12	22.4	2.8	14.3	3.83	22.0	16.0	29.0
GAMMA-Globulin	%	0	22.0			2.13	22.6	18.6	24.4
		4	20.2			1.88	20.4	17.5	23.2
		8	16.3			0.74	16.2	15.2	17.5
		12	15.5	-6.5	-29.5	0.47	15.4	14.9	16.4
Glucose i.S.	mg/dl	0	80.6			9.82	82.5	62.0	95.0
		4	86.4			10.06	86.5	70.0	104.0
		8	88.6			9.17	91.5	73.0	104.0
		12	89.2	8.6	10.7	9.58	93.0	70.0	103.0
GOT	U/l	0	7.3			4.51	6.0	2.0	18.0
		4	7.0			4.05	6.0	2.0	15.0
		8	7.3			4.52	5.0	2.0	16.0
		12	7.2	-0.1	-1.4	4.37	6.0	4.0	19.0
GPT	U/l	0	8.2			2.93	8.0	2.0	15.0
		4	7.3			3.66	7.0	2.0	14.0
		8	7.2			3.27	6.5	3.0	12.0
		12	7.5	-0.7	-8.5	3.15	8.0	2.0	12.0
Hämatokrit	Vol %	0	36.0			0.39	36.0	35.3	36.9
		4	37.1			0.53	37.1	36.3	38.3
		8	39.0			0.66	39.1	37.9	40.2
		12	41.3	5.3	14.7	0.63	41.5	40.1	42.3
Hämoglobin	g/dl	0	11.7			0.67	11.8	10.1	12.7
		4	12.2			0.58	12.4	11.2	13.1
		8	12.7			0.68	12.9	11.1	13.8
		12	13.4	1.7	14.5	0.73	13.5	11.5	14.6
Harnstoff	mg/dl	0	34.7			4.30	35.0	27.0	42.0
		4	31.8			4.17	32.5	24.0	38.0
		8	29.1			3.71	29.0	22.0	35.0
		12	25.3	-9.4	-27.1	3.13	26.5	20.0	30.0

Bei der Angabe der Differenz der Mittelwerte in Prozent entspricht der Mittelwert des Parameters vor der Therapie 100%.

2 Praxisorientierte Spenglersan-Immuntherapie

Tab. 77: Fortsetzung.

Therapiegruppe 2b

	Einheit	Woche	Mittelwert	Diff. der Mittelwerte	Diff. der Mittelwerte [%]	Std.abw.	Median	Minimum	Maximum
Harnsäure	mg/dl	0	4.0			0.64	3.9	2.8	5.3
		4	3.6			0.60	3.5	2.5	4.8
		8	3.1			0.44	3.1	2.4	3.9
		12	2.5	-1.5	-37.5	0.27	2.5	2.1	3.1
Kreatinin	mg/dl	0	0.9			0.10	0.9	0.7	1.0
		4	0.9			0.10	0.9	0.7	1.1
		8	0.9			0.11	0.9	0.7	1.1
		12	0.9	0.0	0.0	0.11	0.9	0.7	1.1
Leukozyten	1000/µl	0	9.8			0.29	9.7	9.3	10.4
		4	9.2			0.32	9.2	8.8	9.8
		8	8.6			0.34	8.6	8.1	9.2
		12	7.8	-2.0	-20.4	0.30	7.7	7.3	8.4
Lymphocyten	%	0	30.4			1.51	30.6	28.3	32.5
		4	28.9			1.49	29.2	26.8	31.1
		8	26.9			1.51	27.2	24.9	29.2
		12	26.0	-4.4	-14.5	1.54	26.0	23.9	28.1
Monocyten	%	0	1.8			0.36	1.9	1.2	2.3
		4	3.8			0.37	3.9	3.1	4.4
		8	6.1			0.40	6.2	5.3	6.8
		12	7.8	6.0	333.3	0.40	7.9	6.9	8.5
Thromboplastinzeit (Quick)	%	0	96.4			10.27	96.5	81.0	112.0
		4	94.4			7.91	95.0	82.0	106.0
		8	95.5			8.02	95.0	80.0	108.0
		12	54.0	-0.9	-0.9	0.85	53.9	52.7	56.1
Neutrophile, segmentkernige	%	0	62.1			0.87	62.2	60.4	64.4
		4	63.8			0.83	63.5	62.7	65.3
		8	—			—	—	—	—
		12	—	9.8	18.1	—	—	—	—
Neutrophile, stabkernige	%	0	11.9			1.78	11.5	8.9	14.2
		4							
		8	3.0			1.53	2.2	1.4	5.5
		12	0.7	-11.2	-94.1	0.46	0.7	0.1	1.3
Thrombozyten	1000/µl	0	644.3			29.01	648.5	599.0	685.0
		4	565.6			35.41	570.5	505.0	651.0
		8	504.7			33.19	507.5	448.0	585.0
		12	469.0	-175.3	-27.2	36.99	466.5	413.0	565.0
Triglyceride	mg/dl	0	93.7			10.22	94.5	76.0	112.0
		4	96.4			9.69	95.5	78.0	112.0
		8	98.2			9.91	97.0	81.0	114.0
		12	99.0	5.3	5.7	9.68	96.5	84.0	115.0

Bei der Angabe der Differenz der Mittelwerte in Prozent entspricht der Mittelwert des Parameters vor der Therapie 100%.

Studie: die Behandlung chronischer Colitiden 2.3

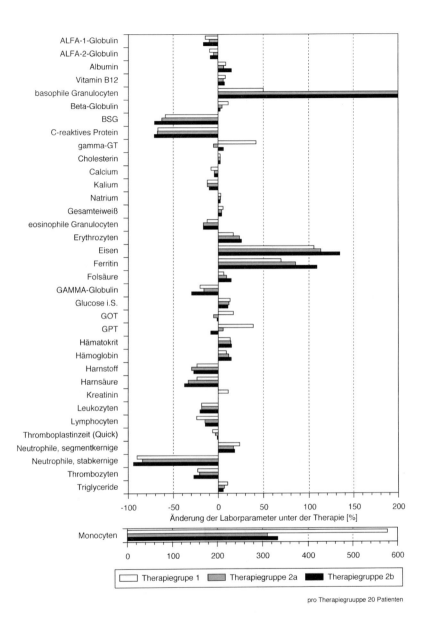

Abb. 94: Laborparameter.

2 Praxisorientierte Spenglersan-Immuntherapie

	Therapiegrupe 1	Therapiegruppe 2a	Therapiegruppe 2b
ALFA-1-Globulin	-14.29	-9.76	-16.28
ALFA-2-Globulin	-9.43	-5.00	-8.65
Albumin	8.86	6.48	14.92
Vitamin B12	8.25	5.89	7.32
basophile Granulocyten	50.00	200.00	200.00
Beta-Globulin	11.24	4.44	2.22
BSG	-58.93	-62.80	-70.98
C-reaktives Protein	-67.24	-67.80	-71.19
gamma-GT	41.90	-5.26	6.06
Cholesterin	2.33	2.51	2.50
Calcium	-8.00	-4.17	-4.17
Kalium	-12.20	-12.20	-10.00
Natrium	2.99	2.62	2.41
Gesamteiweiß	5.55	3.85	3.88
eosinophile Granulocyten	-12.50	-16.67	-16.67
Erythrozyten	16.67	23.53	25.71
Eisen	105.48	113.15	134.11
Ferritin	69.33	85.22	108.68
Folsäure	6.13	9.22	14.29
GAMMA-Globulin	-20.38	-16.16	-29.55
Glucose i.S.	13.03	11.81	10.67
GOT	16.67	-5.43	-1.37
GPT	38.58	5.56	-8.54
Hämatokrit	13.20	14.01	14.72
Hämoglobin	9.02	11.57	14.53
Harnstoff	-23.64	-29.59	-27.09
Harnsäure	-23.68	-33.33	-37.50
Kreatinin	11.11	0.00	0.00
Leukozyten	-18.60	-18.56	-20.41
Lymphocyten	-23.92	-14.94	-14.47
Thromboplastinzeit (Quick)	-6.27	-3.20	-0.93
Neutrophile, segmentkernige	23.91	16.67	18.15
Neutrophile, stabkernige	-90.07	-84.03	-94.12
Thrombozyten	-23.03	-20.96	-27.21
Triglyceride	10.47	6.86	5.66

Tab. 78: Laborparameter.

Studie: die Behandlung chronischer Colitiden 2.3

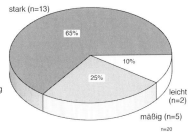

Abb. 95: Wirksamkeit der Therapie 1.

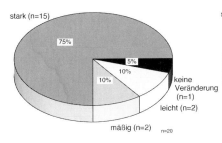 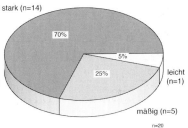

Abb. 96: Wirksamkeit der Therapie 2a.

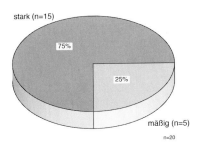 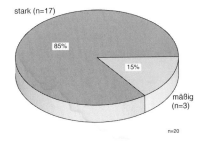

Abb. 97: Wirksamkeit der Therapie 2b.

2 Praxisorientierte Spenglersan-Immuntherapie

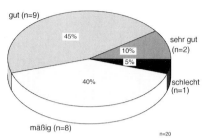

Abb. 98: Verträglichkeit der Therapie 1.

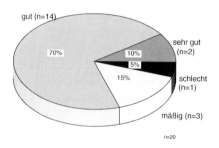
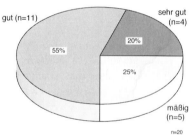

Abb. 99: Verträglichkeit der Therapie 2a.

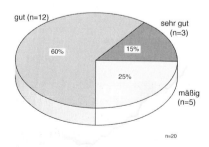
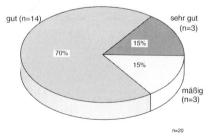

Abb. 100: Verträglichkeit der Therapie 2b.

3 Dokumentierte Fallbeispiele

Fall 1: Frau M. Sch., geb. am 21.08.34

Diagnose:

Morbus Crohn des Kolon; seit Jahren bestehend mit schubweisem Verlauf. Die Patientin hat vermehrte Beschwerden seit einigen Wochen. Zur Zeit hat sie bis 6 Stühle/Tag und wechselnde Bauchschmerzen. Sie hat 2 kg an Gewicht abgenommen.

Untersuchungsbefund:

Altersentsprechender AZ, unauffälliges Abdomen und **digitale**, rektale Untersuchung.

Koloskopie:

Die Schleimhaut im terminalen Ileus ist glatt und gleichmäßig gerötet. Keine Aphthen, keine Ulzera. Die Valvula Bauhini ist schmal, nicht verengt. Im gesamten Kolon sieht man eine Haustrenarmut, vom linken Querkolon bis zum Rektum ist das Lumen leicht eingeengt. Die Schleimhaut im gesamten Kolon ist stark gerötet. An der rechten Flexur über eine Strecke von 5 cm zahlreiche, flache Polypen, ebenso im Sigma. Ab linkem Querkolon (50 cm) bis zum Kolon descendens Pseudopolypen. Kein sicherer Anhalt für ein Kolonkarzinom.

Beurteilung:

Die Patientin hat einen sehr ausgeprägten Befall des Kolons, man sieht akut entzündliche, aber auch chronisch entzündliche Veränderungen. Das Ileum ist fraglich befallen.

Histologie:

I: Zwei knapp stecknadelkopfgroße Schleimhautpartikel aus dem Ileum.
   Mikroskopisch Dünndarmschleimhaut mit fingerförmigen Zotten, die überwiegend von Becherzellen bedeckt werden. Basal nicht verlängerte Krypten. Das lockere Stroma enthält ein erhöhtes lympho-plasmazelluläres Infiltrat mit wenigen bis mäßig reichlichen neutrophilen Granulozyten und auch vermehrt eosinophilen Granulozyten. Keine Granulome.

II: Zwei winzige und ein gut stecknadelkopfgroße Schleimhautpartikel aus dem Kolon.

Mikroskopisch zeigen zwei Partikel polypös aufgebautes faserreiches Granulationsgewebe mit dickwandigen Kapillaren und einem ausgeprägten lymphoplasmazellulären und granulozytären Infiltrat. Oberflächlich Nekrosen mit Fibrinschorf, der Granulozyten und Zelldetritus enthält. Im Randbereich Reste von Kolonschleimhaut mit z.T. Regenerationsepithel an der Oberfläche und ektatischen Kapillaren im Stroma. Das dritte Partikel zeigt Kolonschleimhaut mit regelrechten Krypten mit Becherzellen. Im Stroma ein herdförmig erhöhtes lymphoplasmazelluläres Infiltrat mit wenigen neutrophilen Granulozyten und auch vermehrt eosinophilen Granulozyten. Auch hier keine epitheloidzelligen Granulome.

Kritischer Bericht:
I: Ileumschleimhaut mit geringer bis mäßiger chronisch granulozytärer Entzündung und leichter Eosinophilie.

II: Polypöses entzündliches Granulationsgewebe (aus dem Kolon) mit mäßig ausgeprägten granulozytären Infiltraten, oberflächlichen Nekrosen mit granulozytenreichem Fibrinschorf sowie im Randbereich Reste von Kolonschleimhaut mit Regenerationsepithel. Ferner ein Partikel von Kolonschleimhaut mit herdförmig betonter mäßiggradiger chronischer Entzündung.

Der Befund ist vereinbar mit dem klinisch bekannten Morbus Crohn, epitheloidzellige Granulome finden sich jedoch nicht.

Therapie:
Behandelt wurde mit Decortin H („Cortisonstoßtherapie") in absteigenden Dosen von 60 mg auf jetzt 10 mg täglich (Basistherapie).

Die Beschwerden der Patientin haben sich während der Therapie in den letzten Monaten stabilisiert. Die bisherige Therapie mit Kortikoid wurde weitergeführt und zusätzlich für 3 Mon. mit Spenglersan Kolloid G ergänzt. Hierunter gutes Ansprechen – klinisch und laborchemisch jeweils auf Kortikoid (z. Zt. 10 mg/täglich) unter Begleitmedikation mit Spenglersan Kolloid G (Dosierungsschema): 3mal täglich 1-2 Tropfen Spenglersan Kolloid G in die Analregion einreiben (1. Woche), 3mal täglich 3-4 Tropfen Spenglersan Kolloid G in die Analregion einreiben (2. Woche), 3mal täglich 5 Tropfen Spenglersan Kolloid G in die Analregion einreiben (3.-12. Woche)

Derzeitiger Befund:
Die Patientin hat täglich 2-3mal Stuhlgang, der Stuhlgang sei geformt, kein Blut- und Schleimabgang. Beschwerden wie Bauchschmerzen, Darmtenes-

men werden negiert; der Appetit sei wieder besser, sie habe innerhalb der letzten 10 Wochen ca. 1,2 kg an Gewicht zugenommen, psychisch und physisch fühle sie sich besser. Laborchemisch: s. Blutbild v. 18.07.96.

Es ist vorgesehen, die Medikation mit Spenglersan Kolloid G fortzuführen und die Decortin H-Dosis weiter zu reduzieren – abhängig von klinischen und laborchemischen Parametern.

Lab.-Nr.: 1968 vom 18.07.96
Gschl.: f

LG M. Sch.

Ausg. Datum: 18.07.96/22.15

Labor: ENDBEFUND Blatt: 1

Untersuchung	Messwert	Dimension	Normbereich
Kalium/s	3,3	mM/l	3,6-5,5
γ-GT	50	U/l	4-18
GPT	5	U/l	5-19
GROßES BLUTBILD			
Leukozyten	7,3	/nl	4,3-10,8
Erythrozyten	4,2	/pl	3,8-5,0
Hämoglobin	11,7	g/dl	12,0-16,0
Hämatokrit	37	%	35-47
MCV	89	fl	83-97
HBE (MCH)	28	pg	27-32
MCHC	32	g/dl	32-36
Thrombozyten	248	/nl	140-440
Segmentkernige	64,9	%	45,0-70,0
Eosinophile	1,5	%	bis 4,0
Basophile	0,4	%	bis 2,0
Monozyten	7,3	%	bis 9,0
Lymphozyten	25,9	%	20,0-45,0
Glucose/Serum	86	mg/dl	60-120
: BZ-Grenzwert bei Diabetes	> 130	:	
: Einstellung m.Diät/Oralpräp	< 120	:	
: mit Insulin (Erwachsene)	< 140	:	
mit Insulin (Kinder)	< 160	:	
CRP	< 5	mg/l	bis 6
BKS	25/57	mm	W.g.

3 Dokumentierte Fallbeispiele

Fall 2: Frau H. St., geb. 22.06.71

Diagnose:
Morbus Crohn, Erstdiagnose 1992
Die Patientin nimmt seit der Diagnosestellung kontinuierlich Kortikoide und Mesalazin. Beim Versuch der Dosisreduktion in der Regel Zunahme der rechtsseitigen Unterbauchbeschwerden, keine Änderung in der Stuhlfrequenz, kein Schleim oder Blut dem Stuhl beigemengt.

Ileo-Coloskop:
Vorbereitung zur Untersuchung mit peroraler Darmlavage (Mannit-Lösung), unauffälliger Tastbefund an Anus und Rektum. Gesamte Untersuchung problemlos ohne Durchleuchtung durchführbar. Im Sigma nur einzelne punktförmige Nekrosen mit umgebendem Mukosaerythem, keine Lumeneinengung, normale Faltung und Weite, submuköse Gefäße im Sigma gut sichtbar, nicht pathologisch verändert, im Descendens und Colon transversum kein pathologischer Befund. Im Colon ascendens mehrere punktförmige aphthös-ulzeröse Läsionen, keine Konfluenz, keinerlei Lumeneinengung, normale Faltung und Weite, im Coecalpol Ringfaltenbildung, einzelne punktförmige Nekrosen mit umgebendem Erythem, keine Granulationen, keine Neoplasie. Valvula ileocoecalis ganz derb, wulstig, zirkulär mehrere bizarre, flache Ulzerationen, teilweise konfluierend, problemlose Intubation. Eingehen in das Endileum ca. 20 cm weit, erhebliche Lumeneinengung, jedoch mit dem Instrument problemlos passierbar, disseminiert im Endileum punktförmige Nekrosen, weiße Narbenbildungen, nur wenig, flache Granulationen, etwas vermehrte Vulnerabilität beim Touchieren mit dem Instrument, kein Hinweis auf Fistelbildung, Endileum nicht fixiert. Abschließend Biopsien aus dem terminalen Ileum (Glas I), dem Coecum (Glas II), dem Colon ascendens (Glas III), dem Colon transversum (Glas IV), dem Colon descendens (Glas V) und dem Sigma (Glas VI). Unauffällige Rektumampulle, regelrechte Ora dentata, unauffälliges Anoderm, kein Hinweis auf analen Morbus Crohn.

Beurteilung:
Morbus Crohn des terminalen Ileums mit entzündlichen Aktivitätszeichen, einzelne Crohn-typische Läsionen im Coecum, Colon ascendens und sigmoideum. Kein Anhalt für analen Morbus Crohn.

Makroskopischer Befund:
I: Ileum: einzelne bis stecknadelkopfgroße, zum Teil braune PE's.

II: Coecum: vier bis stecknadelkopfgroße PE's.
III: Ascendens: drei bis knapp stecknadelkopfgroße PE's.
IV: Transversum: drei bis stecknadelkopfgroße PE's.
V: Descendens: zwei bis stecknadelkopfgroße PE's.
VI: Sigma: fünf bis stecknadelkopfgroße PE's.

Mikroskopischer Befund:
I: Ileumschleimhaut, Zotten plump, Krypten verlängert, oberflächliche Erosionen. Im Stroma ein Ödem, ein dichtes Rundzellinfiltrat, zahlreiche Granulozyten. Keine Granulome. Keine Atypien.

II: Dickdarmschleimhaut, Krypten gestreckt, hyperplastisch, mit vermehrter regeneratorischer Aktivität, oberflächlich Erosionen. Im Stroma ein dichtes Rundzellinfiltrat, zahlreiche Granulozyten, Kryptenabszesse. Keine Granulome.

III: Befund wie unter II.

IV: Dickdarmschleimhaut, Krypten mit leicht vermehrter regeneratorischer Aktivität, im Stroma ein Ödem, einige Eosinophile und Neutrophile, ein geringes Rundzellinfiltrat. Keine Granulome. Keine Erosionen, kein Ulkus, keine Atypien.

V: Befund wie unter IV.

VI: Dickdarmschleimhaut, Krypten mit vermehrter regeneratorischer Aktivität, Stroma mit mäßig dichtem Rundzellinfiltrat, mit einigen Granulozyten, Randanteilen von Lymphfollikeln. Kein Granulom. Keine Erosionen, kein Ulkus, keine Atypien.

Kritischer Bericht:
I: Floride, oberflächlich erosive chronische Ileitis mit Schleimhauterosionen.

II und III: Floride, schon chronische Kolitis mit Schleimhauterosionen im Coecum und Ascendens.

IV und V: Geringer unspezifischer Reizzustand der Dickdarmschleimhaut im Transversum und Descendens.

VI: Mäßiggradige chronische Colitis im Sigma.

I-VI: Vorliegender Befund spricht für die Annahme einer segmentalen Ileitis/Colitis und ist bei entsprechendem endoskopischem Befund vereinbar mit einem Morbus Crohn. Keine Malignität.

3 Dokumentierte Fallbeispiele

Lab.-Nr.: 0206 vom 30.07.96
Gschl.: f

LG H. St.
Ausg. Datum: 31.07.96/21.21

Labor: ENDBEFUND Blatt: 1

Untersuchung	Messwert	Dimension	Normbereich
Eisen/S	<u>38</u>	µg/dl	<u>60-140</u>
GROßES BLUTBILD MIT MIKR: DIFFERENZIERUNG			
Leukozyten	10,1	/nl	4,3-10,8
Erythrozyten	4,9	/pl	3,8-5,0
Hämoglobin	13,5	g/dl	12,0-16,0
Hämatokrit	43	%	35-47
MCV	88	fl	83-97
HBE (MCH)	27	pg	27-32
MCHC	<u>31</u>	<u>g/dl</u>	<u>32-36</u>
Thrombozyten	318	/nl	140-440
DIFFERENTIALBLUTBILD (mikroskopisch)			
Myelozyten	0	%	bis 1
Jugendliche	0	%	bis 1
Stabkernige	<u>15</u>	<u>%</u>	<u>bis 5</u>
Segmentkernige	54,0	%	45,0-70,0
Eosinophile	0,0	%	bis 4,0
Basophile	0,0	%	bis 2,0
Monozyten	0,0	%	bis 9,0
Lymphozyten	31,0	%	20,0-45,0
Sonstige	0	%	bis 1
Gesamteiweiß	76	g/l	65-87
ELEKTROPHORESE			
Albumin	57,3	%	57,0-70,0
Alpha-1-Globulin	3,4	%	1,5-4,0
Alpha-2-Globulin	<u>14,5</u>	<u>%</u>	<u>5,0-10,0</u>
Beta-Globulin	12,3	%	8,0-14,0
γ-Globulin	12,5	%	11,0-19,0
Albumin/Globulin	1,35		1,30-2,20
Glucose/<u>Serum</u>	<u>55</u>	mg/dl	<u>60-120</u>
: BZ-Grenzwert bei Diabetes	> 130	:	
: Einstellung m.Diät/Oralpräp	< 120	:	
: mit Insulin (Erwachsene)	< 140	:	
mit Insulin (Kinder)	< 160	:	
CRP	14	mg/l	<u>bis 6</u>

Bis dato (31.07.96) hochaktiver Verlauf (endoskopisch und laborchemisch) unter Cortisontherapie.

Z. Zt. Medikation:
Corticoid ca. 20 mg und Applikation von Spenglersan Kolloid G (perkutanes Einreiben mit Spenglersan Kolloid G in die Analregion; 12 bis 18 Tropfen täglich; die Dosierung der Spenglersan Kolloide erfolgte einschleichend)

Beurteilung:
Der bisherige Verlauf (unter der Kombinationsbehandlung Kortikoide/Spenglersan Kolloid G, Beobachtungszeitraum 9 Wochen) bei der Patientin ist erfreulich.

Die Patientin zeigt unter Cortisontherapie (20 mg Decortin/die) und zusätzlich Spenglersan Kolloid G (3mal 4-6 Tropfen täglich Spenglersan Kolloid G) eine wesentliche Besserung des gesamten klinischen Beschwerdebildes; z. Zt. keine Unterbauchschmerzen, keine pathologischen Resistenzen/unauffälliges Abdomen und digitale, rektale Untersuchung, 1-2 feste bis breiige Stühle, gebesserte physische und psychische Befindlichkeit. Laborbefund v. 02.10.96 liegt bei.

Die Therapie mit Kortikosteroiden und Spenglersan Kolloid G wird fortgeführt.

3 Dokumentierte Fallbeispiele

Name St. Vorname H. Geb.-Datum Kasse Datum: 02.10.96

Urin			**Blut**			**Serum**			**Serum**		
Combur	6		BSG	2/7	mm Wg	alk. Phosphatase		U/l	Cholesterin ges.		mg/dl
			Hb	14,7	g %	SGOT		U/l	HDL		mg/dl
pH-Wert			Ery	5,4	mio	SGPT		U/l	LDL		mg/dl
Eiweiß	∅		Leuko	5.900		γ-GT		U/l	Triglyceride		mg/dl
Zucker	∅		nü. BZ	66	mg/dl	LAP		U/l	Harnsäure		mg/dl
			HKT	47	%	Bilirubin ges.		mg/dl			
Sed.:			Thrombo	199.000		Bilirubin dir.		mg/dl			
Bakt.	(+)		Gran	74	%	Bilirubin indir.		mg/dl	Harnstoff		mg/dl
Leuko			Ly/Mo	26	%				Kreatinin		mg/dl
Ery									Kupfer		mg/dl
Epithelien	(+)		Quick			DiffBB.:			Seg. Magnesium		mg/dl
			Quick			Eo		%	Lympho Eisen		mg/dl
Haemoccult			Quick			Baso		%	Mono Natrium		mg/dl
			Quick			Jug.		%	Kalium		mg/dl
Kontrolle:			Quick			Stab.		%	Calcum		mg/dl
						Kontrollen:					

Glucose-Belastung:
nü.

4 Anhang: Systemische Enzymtherapie

Von O. Pecher, Aying

Einführung

Enzyme sind katalytisch wirkende Polymerverbindungen aus Aminosäuren, die an nahezu allen Stoffwechselvorgängen beteiligt sind. Neben metabolischen Umsetzungen kontrollieren sie energetische Prozesse. Ihre Mithilfe ist beim Aufbau von Körpersubstanz ebenso wichtig, wie bei der Aufrechterhaltung einer kompetenten Abwehr. Eine Gruppe von Enzymen bilden die Hydrolasen. Sie spalten Verbindungen wie Ester, Peptide und Glykoside.

Die orale Gabe von hydrolytischen Enzymen – bekannt als „Systemische Enzymtherapie" – wird seit über 40 Jahren praktiziert. Trotz etlicher Widerstände seitens der orthodoxen Lehrmeinung setzte sich die Enzymtherapie durch. Kaum ein naturheilkundliches Verfahren wird durch die Erkenntnisse der modernen Immunologie für seinen breiten Indikationsanspruch so fundiert erklärt und belegt. Verschiedene entzündliche und autoimmunbedingte Erkrankungen und Ödeme können nach exakter Diagnosestellung mit Hilfe von Enzymen behandelt werden.

Die alte Lehrmeinung, großmolekulare Proteine können nicht in intakter Form resorbiert werden, mußte revidiert werden [Gardner/Steffens (Hrsg.), Kolac et al.]. Die Resorptionsraten und die Bioverfügbarkeit enteral applizierter Proteinasen differieren je nach Enzym und Proband [Kleine et al., Donath]. Im immunologisch aktiven Gewebe kommt es zu einer Anreicherung enzymatischer Aktivität [Lehmann]. Eine individuelle Dosisanpassung ist daher empfehlenswert.

- Die erste Phase akuter Entzündungen ist durch lokale Ödembildung und Hämostase gekennzeichnet.
- Fließend setzt die zweite Phase, die Einwanderung von Immunzellen ein. Eine lokale Fibrinausfällung grenzt das entzündliche Geschehen ab.
- In der dritten Entzündungsphase wird die adaptive Immunreaktion mit Bildung von Antikörpern und/oder zytotoxischen T-Zellen initiiert. Erst in dieser Phase entwickelt sich ein immunologisches Gedächtnis [in: Janeway/Travers]. Die Antikörper binden Antigene oder antigen wirkenden Zelldetritus. Sie führen diese Substanzen der Elimination durch das mononukleare phagozytäre System zu. Spezifisch geschulte, zytotoxische Lymphozyten zerstören ggf. antigentragende Zellen (z.B. Bakterien, virusinfizierte Zellen).

4 Anhang: Systemische Enzymtherapie

- Die vierte Phase ist gekennzeichnet von einer weiteren Rückbildung der Entzündungsreaktion, der Einwanderung von Fibroblasten und dem Aufbau von Matrixproteinen, hauptsächlich gesteuert durch TGF-β.

Überschießende, außer Kontrolle geratene Entzündungsreaktionen, z.B. bei persistierendem Antigenreiz, beeinträchtigen und verschieben die Immunhomöostase. Der Zustrom immunkompetenter Zellen, der geordnete Ablauf der Immunreaktion und der Abtransport von Entzündungsprodukten werden gestört. Dies führt dazu, daß das Geschehen exazerbieren und chronifizieren kann.

Möglicherweise haben die Hydrolasen allein und im Zusammenspiel mit den Antiproteinasen eine immunregulative Aufgabe im Organismus. Diese Hypothese wird durch Beobachtugen aus Rattenversuchen [Erneis et al.] sowie der Sportphysiologie gestützt [Uhlenbruck]. Eine gesteigerte hydrolytische Serum- und Gewebeaktivität wirkt offenbar regulierend auf die lokale Verteilung und Konzentration verschiedener Mediatoren, Zytokine und Adhäsionsmoleküle. Sie beeinflußt die „Stabilität" des Immunsystems positiv.

Aus dieser vereinfachten Darstellung lassen sich Therapieziele für Traumen und Entzündungen ableiten: in erster Linie soll das Ödem (extravasale Plasmaproteine, Mediatoren) bei erhaltener oder verbesserter Mikrozirkulation reduziert werden. Ferner ist es wichtig, einer überschießenden Immunreaktion (Bildung pathogener Immunkomplexe, Persistenz hoher Konzentrationen Zytokinen und Adhäsionsmolekülen) entgegenzuwirken und den Abtransport von Entzündungsprodukten zu unterstützen.

Für die Enzyme Bromelain, Papain, Trypsin und Chymotrypsin wurden spezifische Wirkungen auf verschiende Entzündungs- und Immunmechanismen nachgewiesen. Bei allen – durch In-vitro- und In-vivo-Untersuchungen aufgezeigten – Effekten ermöglicht der Synergismus proteolytischer Enzyme tierischer und pflanzlicher Herkunft eine Potenzierung der Gesamteffekte.

Wirkungsmechanismen

Vereinfachend sind zwei Bereiche zu trennen, die eine unterschiedliche – nicht immer klar trennbare – Betrachtungsweise hinsichtlich des Einsatzes und des zu erwartenden Therapieerfolges oraler Enzyme nahelegen.
- Die Beeinflussung der Mikrozirkulation und die Reduktion der Ödementwicklung rechtfertigen einen Einsatz proteolytischer Enzyme in der Traumatologie, bei akuten und subakuten Entzündungen. Auch die protektive Wirkung während der Strahlen- und Chemotherapie wird dadurch hinreichend erklärt.

Anhang: Systemische Enzymtherapie 4

• Das therapeutische Spektrum proteolytischer Enzymkombinationoen erweitert sich durch die immunregulierenden Eigenschaften. Verschiedene chronische Entzündungen, auch solche, bei denen autoimmunologische Pathomechanismen im Vordergrund stehen, sprechen auf die Enzymkombinationen an [Wrba et al., Bertelli et al., Hrsg.].

1. Wirkung auf klinisch „sichtbare" Symptome

Proteolytische Enzyme bewirken eine Verbesserung der Blutzirkulation. In vitro verhindern sie die Koagulase-induzierte, unverhältnismäßige Fibrinbildung in Plasmaproben. Bereits induzierte Thrombosierungen werden schneller aufgelöst [Guggenbichler]. In vivo ist nach oraler Gabe von WoBe-Enzymkombinationen ferner eine dosisabhängige Erhöhung der fibrinolytischen Serumaktivität [Kleine/Pabst, Kleine et al.] und eine Verbesserung verschiedener hämorheologischer Kenngrößen meßbar [Ernst/Saradeth et al.]. Für Bromelain konnte zudem eine Hemmung der Thrombozytenaggregation über die Senkung der Thromboxankonzentration gezeigt werden (Morita et al.].

Die antiphlogistische Wirkung der Einzelenzyme Papain, Trypsin, Chymotrypsin und Bromelain unterscheiden sich in den verschiedenen international anerkanten standardisierten Entzündungsmodellen [in: Klaschka/Wood et al.]. In den plazebokontrollierten Tests zeigten sich die paranteral oder oral zugeführten Proteasen zum Teil herkömmlichen NSAR überlegen.

Dabei ist entscheidend, daß die orale Enzymtherapie die Entzündungs- und Immunreaktion nicht blockiert.

2. Regulation der Immunreaktionen

Eine unspezifische Aktivierung von Immunzellen kann nicht generell bei jeder Erkrankung (z.B. Autoimmunerkrankung) als vorteilhaft angesehen werden. Proteolytische Enzyme aktivieren und regulieren verschiedene Immunzellen [Leskovar/Desser et al./Zavadova et al.] bzw. beseitigen Faktoren, die die Immunfunktion blockieren [Ades et al., Virgin/Unanue, Trevani et al.; Leskovar et al.]

Tatsächlich gelang Lehmann et al. erstmals der In-vivo-Nachweis, daß proteolytische Enzyme autoreaktive T-Zellen in ihrer Aktivität reduzieren [Lehmann]. Klinische Untersuchungen bestätigen dies [Mertin/Stauder].

Eine Wirkung, die nun durch zahlreiche Modelle belegt ist [Bertelli et al.; Hrsg.] und in breitem Rahmen einen Einsatz bei chronischen Entzündungen rechtfertigt. Erklärbar ist dies über die Regulation des Zytokinhaushalts und der Modulation bestimmter Adhäsionsmoleküle [Kleef et al., Kokron et al.] Antigenerkennung, Antigenpräsentation, Immunzellmigration sowie zytotoxische Funktion werden durch das Zusammenspiel von Zytokinen und Adhäsionsmolekülen vor allem lokal im Gewebe gesteuert. Eine überschießende Expression von Zytokinen und Adhäsionsmolekülen bzw. eine ungenügende Gegenregulation stört die Zellkommunikation und kann ein Krankheitsgeschehen perpetuieren.

Die Systemische Enzymtherapie kann die Zytokinproduktion von Immunzellen induzieren oder Zytokine aus dem Gewebe eliminieren. Proteinasen greifen nach heutiger Kenntnis auf verschiedenen Ebenen regulierend in den Zytokinhaushalt ein [Desser et al., LaMarre et al., Sebeková et al.) Offenbar tragen proteolytische Enzyme dazu bei, die lokale Verteilung und Persistenz entzündungsaktivierender Zytokine (z.B. IL2, TNF-α) und fibrosierungsfördernder Zytokine (TGF-β) zu regulieren. Damit kann erwartet werden, daß orale Enzyme eine überschießende Entzündungsaktivität und Fibrosierung vermindern.

Daneben bewirken orale Proteasen eine Regulation und Down-Regulation überexprimierter Adhäsionsmoleküle. Dies geht mit einer Verminderung der Adhäsivität der beteiligten Zellen einher [in: Klaschka]. Dabei zeigen selbst sehr ähnliche Proteasen wie Trypsin und Chymotrypsin deutliche Unterschiede [Jutila et al.] Analog nimmt das Migrationspotential ab (Reduktion der Entzündungsaktivität). Die Blockierung bestimmter Adhäsionsmoleküle (z.B. durch monoklonale Antikörper) ist ein immunologischer Therapieansatz zur Behandlung chronischer und autoimmuner Entzündungen sowie zur Hemmung der Metastasierung.

Hemmung hoher Immunkomplexkonzentrationen (pathogener Immunkomplexe)

Antikörper bilden unter bestimmten Voraussetzungen große Mengen mäßig dichter und schwer löslicher Immunkomplexe [Schifferli et al., Sturfelt et al.). Diese lagern sich im Gewebe ab und aktivieren die Komplementkaskade [Tenner], was Gewebsläsionen und persistierende Entzündungen (Immunkomplex-bedingte Glomerulonephritis, Vaskulitis, Arthritis, Neuritis) nach sich zieht [Trevani et al.]. Man unterscheidet zwischen Immunkomplex-bedingten und Immunkomplex-assoziierten Krankheiten. Bei nahezu allen Virusinfektionen und autoaggressiven Erkrankungen sowie verschiedenen Malignomen treten, in Abhängigkeit von der Schwere des Krankheitsverlaufes, pathogene Immunkomplexe auf [in: Klaschka]. Die meßbare Konzentration zirkulierender Immunkomplexe korreliert nicht immer mit der Krankheitsaktivität.

Die Verbesserung der Immunkomplex-Clearance durch oral applizierte Proteasen ist auf verschiedenen Ebenen durch In-vitro- und In-vivo-Untersuchungen belegt [in: Klaschka]. Sie ist ein wichtiger Mosaikstein im Therapiekonzept.

- Die Erhöhung der proteolytischen Aktivität unterstützt die C_3-Fragmentation mäßig vernetzter Immunkomplexe zu C_{3bi}-Fragmenten.
- Proteasen erhöhen die Kapazität des Fc-Rezeptors, der Makrophagen und der Neutrophilen. Die Phagozytoseleistung dieser Zellen wird dadurch deutlich erhöht, respektive wieder in Gang gesetzt.
- Papain und Trypsin verändern bereits in Nanogrammkonzetrationen die C_2-Domäne der Immunglobuline. Das Komplementprotein C_{1q} kann nicht mehr binden und die komplementvermittelte Entzündungsaktivität wird reduziert.
- Emancipator et al. [in: Klaschka] und andere Forschungsgruppen belegten in verschiedenen standardisierten Tiermodellen die Wirkung proteolytischer Enzyme auf Immunkomplexe.

Nebenwirkungen, Toxizität

Enzymkombinationspräparate wurden umfangreichen toxikologischen Untersuchungen unterzogen. Eine Überdosierung mit systemischen Auswirkungen ist bei der oralen und rektalen Applikation nicht zu befürchten. Eine Dosis letalis media (LD50) konnte nicht ermittelt werden. Auch teratogene, mutagene und kanzerogene Effekte zeigten sich nicht.

In der Praxis kann man gelegentlich allergische Reaktionen beobachten (Hautrötung), die nach Absetzen der Therapie wieder völlig zurückgehen. Veränderungen des Stuhls in Beschaffenheit, Farbe und Geruch können unberücksichtigt bleiben. Bei Magenunverträglichkeiten oder Durchfällen kann man mit einer Verteilung der Dosis auf mehrere Einzelgaben – jeweils mit einer ausreichenden Menge Wasser – dem Patienten in der Regel helfen. Nur sehr selten sind Therapieabbrüche nötig.

Die immunpathologischen und pathophysiologischen Vorgänge bei entzündlichen Darmerkrankungen sind noch nicht in allen Einzelheiten geklärt. Es gibt Hinweise, die eine autoimmune Pathogenese wahrscheinlich machen.

Literatur

Ades, E. W., A. Hinson, C. Chapuis-Cellier, P. Arnaud: Modulation of the Immune Response by Plasma Proteinase Inhibitors. I. α_2-Macroglobulin and α_1-Antitrypsin Inhibit Natural Killing and Antibody-dependent Cell-mediated Cytotoxicity. Scand. J. Immunol. 15 (1982) 109-113.

Bertelli, A., Y. Mizushima, M. Ziff (eds): Abstracts of 7th Interscience World Conference on Inflammation, Antirheumatics, Analgesics, Immunmodulators. Int. J. Tissue Reactions XIX, 1/2 1997.

4 Anhang: Systemische Enzymtherapie

Desser, L., A. Rehberger, E. Kokron, W. Paukovits: Cytokine Synthesis in Human Peripheral Blood Mononuclear Cells after Oral Administration of Polyenzyme Preparations. Oncology 50 (1993) 403-407.

Desser, L., E. Kokron, A. Rehberger: Tumor Necrosis Factor (TNF), Interleukin-1 (IL-1) and Interleukin-6 (IL-6) Synthesis in Human Peripheral Blood Mononuclear Cells (PBMNC) induced by Proteolytic Enzymes and Amylase in Vito and in Vivo. J. Cancer Res. Clin. Oncol. 118 (Suppl.) (1992), R81 und noch unveröffentlichte Forschungsberichte, 1994, 1995.

Donath, F. et al.: Human Bioavailability and Specific Hydrolytic Enzyme Activity. Zur Publikation eingereicht, 1997.

Emeis, J. J., A. Brouwer, J. Barelds et al.: On the Fibrinolytic System in Aged Rats, and its Reactivity to Endotoxin and Cytokines. Thrombosis and Haemostasis 67, 6 (1992) 697-701.

Ernst, E.: Orale Therapie mit proteolytischen Enzymen. Effekte auf hämorheologische Parameter. Perfusion 12 (1994) 440- 441.

Gardner, M. L. G., K.-J. Steffens (eds.): Absorption of Orally Administered Enzymes. Springer, Stuttgart 1995.

Guggenbichler, J. P.: Einfluß hydrolytischer Enzyme auf Thrombusbildung und Thrombolyse. Med. Welt 39 (1988) 277-280.

Janeway, C. A., P. Travers: Immunologie. Spektrum Akademischer Verlag, Heidelberg 1995.

Jutila, M. A., T. K. Kishimoto, M. Finken: Low-Dose Chymotrypsin Treatment Inhibits Neutrophil Migration into Sites of Inflammation in Vivo: Effects on Mac-1 and MEL-14 Adhesion Protein Expression and Function. Cellular Immunology 132 (1991) 201-214.

Klaschka, F.: Neue Perspektiven in der Tumortherapie. Forum Medizin, Grafelfing 1996.

Kleef, R., T. M. Delohery, D. H. Bovbjerg: Selective Modulation of cell adhesion molecules on lymphocytes by bromelain protease 5. Pathobiology 1996, 64 (6) 339-346

Kleine, M.-W., H. Pabst: Die Wirkung einer oralen Enzymtherapie auf experimentell erzeugte Hämatome. Forum des Praktischen und Allgemeinarztes 27 (1988) 42.

Kleine, M.-W., G. M. Stauder, E. W. Beese: The intestinal absorption of orally administered hydrolytic enzymes and their effects in the treatment of acute herpes zoster as compared with those of oral acyclovir therapy. Phytomedizin 2, 1 (1995) 7-15.

Kokron, E., A. Rehberger, L. Desser: Influence of Cytokines and Proteolytic Enzymes on the Expresion of Vitronectin-Receptor (VNR) in Human Melanoma Cells. J. Cancer Res. Clin. Oncol. 118, Suppl. (1992) R 117.

Kolac, C., P. Streichhan, C. M. Lehr: Oral Bioavailability of Proteolytic Enzymes. European J. Pharmaceutics and Biopharmaceutics 42 (4) (1997) 222-232.

LaMarre, J., G. K. Wollenberg, S. L. Gonias, M. A. Hayes: Cytokine Binding and Clearance Properties of Proteinase-Activated α_2-Macroglobulin. Laboratory Investigation 65, 1 (1991) 3-14.

Lehmann, P. V.: Immunmodulation by proteolytic enzymes. Nephrology Dialysis Transplantation 11, 6 (1996) 953-955.

Leskovar, P., R. Zanon, F. Nachbar, M. Meschik: Die negative Rolle von Immunkomplexen auf die Immunregulation. Rheuma 13, 5 (1993) 1-7.

Leskovar, P.: Neuartige Immuntherapeutische Modelle bei neoplastischen Erkrankungen des Urogenitaltraktes unter besonderer Berücksichtigung des Blasenkarzinoms. Allerg. Immunol. 35 (1989) 249-262.

Mertin, J., G. Stauder: Use of Oral Enzymes in Multiple Sclerosis patients. Int. J. Tissue Reactions. XIX, 1/2, 1997.

Morita, A. H., D. A. Uchida, S. J. Taussig, S. C. Chou, Y. Hokama: Chromatographic Fractionation and Characterization of the Active Platelet Aggregation Inhibitory Factor from Bromelain. Arch. Int. Pharmacodyn. 239 (1979) 340.

Saradeth, T., M. Quittan, A. H. Ghanem et al.: Verbesserung der Blutfließeigenschaften durch Phlogenzym® – eine Pilotstudie in vitro. Perfusion 6 (1995) 196-198.

Schifferli, J. A., Y. C. Ng, D. K. Peters: The Role of Complement and its Receptor in the Elimination of Immune Complexes. The New England Journal of Medicine 315, 8 (1986) 488-495.

Sebeková, K., J. Daemmrich, L. Paczek et al.: Amelioration of the progressive course of chronic renal failure in subtotally nephrectomizised rats by intraperioneal enzyme therapy. Nieren- und Hochdruckkrankheiten, 26 (6) (1997) 277-281.

Sturfelt, G., O. Nived, A. G. Sjöholm: Kinetic analysis of immune complex solubilization: complement function in relation to disease activity in SLE. Clinical and Experimental Rheumatology 10 (1992) 241-247.

Tenner, A. J.: Functional Aspects of the C_1q Receptors. Behring Inst. Mitt. 93 (1993) 241-253.

Trevani, A. S., G. A Andonegui, M. A. Isturiz et al.: Effect of proteolytic enzymes on neutrophil FcγRII activity. Immunology 82 (1994) 632-637.

Uhlenbruck, G.: Sport, Alter und Immunsystem. med welt 44 (1993) 303-308.

Virgin, H. W., E. R. Unanue: Immune complexes suppress celluar immunity. Ann. New York Acad. Sci. 437 (1984), 16-27.

Wood, G. R., T. Ziska, E. Morgenstern, G. Stauder: Effects of single compounds used in Oral Enzyme Therapy in different in vitro and in vivo models of inflammation. Int. J. Tissue Reactions, XIX, 1/2 (1997) 98.

Wrba, H., M.-W. Kleine, K. Miehlke et al. (eds.): Systemische Enzymtherapie. Aktueller Stand und Fortschritte. MMW Medizin Verlag, München 1996.

Zavadova, E., L. Desser, T. Mohr: Stimulatin of Reactive Oxygen Species Production and Cytotoxicity in Human Neutrophils in vitro and after Oral Administration of a Polyenzyme Preparation. Cancer Biotherapy 10, 2 (1995) 147-152.

5 Literaturverzeichnis

[1] *Ardenne, M.:* Sauerstoff-Mehrschritt-Therapie: Grundlagen, Wirkungen, Indikationen; Teil 1 u. 2. Erfahrungsheilkunde 9 (1986).

[2] *Brade, H., Brade, L., Rietschel, E.T.:* Structure – activity relationships of bacterial lipopolysaccharides (endotoxines). Current and future aspects. Zbl. Bakt. Hyg. 268 (1988) 151-179.

[3] *Brandtzaeg, P. et al., Scand, J.:* Gastroenterol 20 (1985) 17.

[3a] *Bundschuh, G.:* Spenglersan G induzierte Rezeptorexpression an Keratinozyten, Vortrag 31. Spenglersan Ärztetagung 1994.

[4] *Dinarello, C.A.:* Role of interleukin 1 in systemic responses to LPS. In: *Ryan, J.L., Morrison, D.C.:* Bacterial endotoxic lipopolysaccharides, Vol. 2: Immunopharmacology and pathophysiology. CRC Press, Boca Raton/Ann Arbor/London/Tokyo 1992.

[5] *Drasar, B.S., Hill, M.J.* In: Human Intestinal Flora, Academic Press, London/New York/San Francisco 1974.

[6] *Drasar, B.S., Barrow, P.A.:* Aspects of Microbiology, Vol. 10. Am Soc. Microbiology. Washington, D.C. 1985.

[7] *Elson, C.O., Scand, J.:* Gastroenterol 20 (1985) 1.

[8] *Feist, W., Ulmer, A.J., Musehold, J., Brade, H., Kusumoto, S., Flad, H.-D.:* Incubation of tumor necrosis factor-alpha release by lipopolysaccharide an defined lipopolysaccharide partial structures. Immunobiology 179 (1989) 293-307.

[9] *Feist, W., Ulmer, A.J., Wang, M.H., Musehold, J., Schlüter, C., Gerdes, H., Herzbeck, H., Brade, H., Kusumoto, S., Diamantstein, T., Rietschel, E.T., Flad, H.-D.:* Modulation of lipopolysaccharide-induced production of tumor necrosis factor, interleukin 1, and interleukin 6 by synthetic precursor Ia of lipid A. FEMS Microbiol. Immunol. 89 (1992) 73-90.

[10] *Freter, R.:* Recent Prog. Microbiol. 10 (1970) 333.

[11] *Freter, R. et al.:* Infect Immun 39 (1983) 686.

[12] *Friedrich, B. et al.:* Med. Welt 40 (1989) 1224.

[13] *Fuller, R.:* Adv. Vet. Med. 33 (198) 7.

[14] *Galanos, C., Lüderitz, O., Rietschel, E.T., Westphal, O.:* Newer Aspects of the chemistry and biology of bacterial lipopolysaccharides, with special reference to their lipid A component. In: *Goodwin, T.W.:* International review biochemistry, Vol. 14: Biochemistry of lipids II. University Park Press, Baltimore 1977.

[15] *Gedek, B.:* Hefen als Krankheitserreger bei Tieren. VEB Gustav Fischer, Jena 1968.

[16] *Gemsa, D., Kalden, J.R., Resch, K. (Hrsg.):* Immunologie: Grundlagen – Klinik – Praxis. Georg Thieme, Stuttgart/New York 1991.

[17] *Gorbach, S. et al.:* Eur. J. Microbiol. Infect. Dis. 7 (1988) 98.

[18] *Gracey, M. et al.:* Biochem. Biophys. Acta. 225 (1971) 308.

[19] *Gracey, M. et al.:* Aust N Z Journ. Med. 5 (1975) 141.

[20] *Grunwald, U., Oeser, G., Schröder, H.D., Ritscher, D., Schütt, C.:* Bindungsmodalitäten von LPS an CD14. Infekt. Immun. 20 (1992) 86-87.

[21] *Guiot, H.-F.L.:* Infect. Immun. 38 (1982) 887.

[22] *Hantschke, D.:* Sproßpilzvorkommen bei Urtikaria-Patienten. Dermatol. Monatsschr. 162 (1976) 202-203.

5 Literaturverzeichnis

[23] *Hantschke, D., Olbricht, I.:* Häufigkeit des Sproßpilznachweises im Urin in Abhängigkeit von der Sproßpilzkeimzahl im Stuhl bei antibakteriell und nicht antibakteriell behandelten Kindern. Mykosen 19 (1976) 193-212.

[24] *Haralambie, E., Linzenmeier, G.* In: *Sasaki, S., Ozawa, K., Hashimoto, K.* (eds.): Recent advances in germfree research. Proceedings of the VII. Intern. Symposium on Gnotobiology 1981. Tokai University Press, Tokio 1982.

[25] *Haralambie, E., Linzenmeier:* Zentbl. Bakt. Abt. I Orig. 253 (1983) 447.

[26] *Haralambie, E. et al.:* Zentbl. Bakt. Hyg. A 259 (1985) 359.

[27] *Haralambie, E. et al.:* Therapiewoche 41 (1991) 1556.

[28] *Haralambie, E.:* Gnotobiotik-Medizinische Techniken in der Humanmedizin. Perimedspitta Medizinische Verlagsgesellschaft Erlangen 1992.

[29] *Haziot, A., Chen, S., Ferrero, E., Low, M.G., Silber, R., Goyert, S.M.:* The monocyte differentiation antigen, CD14, is anchored to the cell membrane by a phosphatidylinositol linkage. J. Immunol. 141 (1988) 547-549.

[30] *Helander, I., Lindner, B., Brade, H., Altmann, K., Lindberg, A.A., Rietschel. E.T., Zähringer, U.:* Chemical structure of lipopolysaccharide of Haemophilus influenzae strain 1-69 Rd-/b+. Description of a noval deep rough chemotype. Eur. J. Biochem. 177 (1988) 483-492.

[31] *Hentges, D.J.:* Bacteriol (1969) 97-513.

[32] *Hentges, D.J.* In: *Hentges, D.J. (ed.):* Human Intestinal Microflora in Health and Disease. Academic Press, New York 1983.

[33] *Hill, M.J. et al.:* Gut 9 (1968) 22.

[34] *Holst, O., Brade, H.:* Chemical structure of the core region of lipopolysaccharides. In: *Morrison, D.C., Ryan, J.L.:* Bacterial endotoxic lipopolysaccharides, Vol. I. CRC. Press, Boca Raton 1992.

[35] *Keiner, K.:* Probiotika – Heilen mit Bakterien. Biologische Medizin, Sonderdruck aus 24. Jahrgang, 5 (1995) 265-268.

[35a] *Klopp, R.:* Effekte von Spenglersan Kolloid G auf die Mikrozirkulation der Haut: Intravitalmikroskopische Messungen in kompletten subkutanen Mikrogefäßnetzwerken, Vortrag 31. Spenglersan Ärztetagung 1994.

[35b] *Klopp, R.:* Wundheilung und Spenglersan Kolloid G, Vortrag 32. Spenglersan Ärztetagung 1995.

[35c] *Klopp, R.:* Experimentelle Untersuchungen zur Anwendung von Spenglersan Kolloid G im intestinalen Bereich, Vortrag 32. Spenglersan Ärztetagung 1995.

[35d] *Klopp, R.:* Orientierende Studie zur Anwendung von Spenglersan Kolloid G im Intestinum (chronische Colitiden), Berlin 1996.

[36] *Knoflach, P.:* Ätiologie und Pathogenese von Morbus Crohn und Colitis ulcerosa. Wiener Klin. Wsch. 98 (1986) 754-758.

[37] *Knoke, M., Bernhardt, H.:* Mikroökologie des Menschen: Mikroflora bei Gesunden und Kranken. VCH, Weinheim/Deerfield Beach 1986.

[38] *Kolb, H., Maaß, Chr.:* Kompendium der Mikrobiologischen Therapie. Karl F. Haug, Heidelberg 1991.

[39] *Kolb-Jaeckel, P.:* Die Mikrobiologische Therapie und ihre Möglichkeiten bei entzündlichen Darmerkrankungen. Erfahrungsheilkunde, Sonderdruck aus Band 43, 9 (1994).

[40] Lipopolysaccharide; die molekularen Grundlagen der Autovaccinetherapie – Informationsbroschüre des Instituts für Mikroökologie in Herborn.

Literaturverzeichnis 5

[41] *Mekhjian, H. et al.:* J. Clin. Invest. 59 (1970) 120.

[42] *Midtvedt, I. et al.:* Acta Pathol. Microbiol. Scand 71 (1967) 629.

[43] Mikrobiologische Therapie; Das Prinzip. Informationsbroschüre der Fa. Symbio Pharm, Herborn.

[44] *Mitsuoka, T., Hayakawa:* Zbl. Bakt. Hyg. I Abt. Orig. A 223 (1972) 333.

[45] *Morrison, D.C., Ryan, J.F.:* Bacterial endotoxins and host immune responses. Adv. Immunol. 28 (1979) 294-431.

[46] *Müller, J.:* Besonderheiten von Pilz-Keimträgern als Dauerausscheider. Zbl. Hyg. 194 (1993) 162-172.

[47] *Müller, J.:* Die Erregerdiagnostik der systemischen Pilzerkrankungen mit besonderer Berücksichtigung quantitativer Methoden. Chemotherapy 22 (1976) 53-86.

[48] *Müller, J., Hantschke, D.:* Diagnostische Wertigkeit der Keimzahl bei Candida – oder Torulopsis-Arten in klinischen Untersuchungsmaterialien. Mykosen 21 (1978) 122-124.

[49] *Nathan, C.F.:* Secretory products of macrophages J. Clin. Invest. 79 (1987) 319-324.

[49a] *Netz, V.:* Hypoxietest: eine Methode zur Bestimmung des Sauerstoffdefizits und der körperlich-geistigen Kondition; Benutzerhandbuch/überreicht von Klaus Marquardt.

[50] *Neuhofer, CH.:* Naturheilkundliche Behandlung chronischer Darmentzündungen; Forum Naturheilkunde 4 (1995).

[51] *Nielsen, E., Fries, C.W.:* Acta path. microbiol. scand. Sect. C 88 (1980) 121.

[52] *Ottendorfer, D.:* Immunologische Untersuchungen zum Wirkungsnachweis eines bakteriellen Immunmodulators nach oraler Applikation an Minischweinen. Veröffentlichung in Vorbereitung 1994.

[53] *Ottendorfer, D., Zimmermann, K., Taborski, B., Thoma, W., Schade, I.:* Immunologische Ex-vivo-Untersuchungen zum Wirkungsmechanismus von humanen Enterococcus-faecalis-Bakterien (Symbioflor 1) an Minischweinen. Forschende Komplementärmedizin 2 (1995) 302-309.

[54] *Peters, U., Schmidt, H., Keiner, K.:* Mikrobiologische Therapie: Umweltmedizinische Diagnostik, Biologische Medizin 4 (08/1996) 172-176.

[55] *Prizont, P. et al.:* Gastroenterology 69 (1975) 1254.

[56] *Rauscher, Cl.:* Immunologische Behandungsmethoden – Integrative Therapiekonzepte unter besonderer Berücksichtigung der Spenglersan Therapie. Karl F. Haug, Heidelberg 1996.

[57] *Rietschel, E.T., Brade, L., Schade, F.U., Seydel, U., Zähringer, U., Mamat, U., Schmidt, G., Ulmer, A.-J., Loppnow, H., Flad, H.-D., di Padova, F., Schreier, M.H., Brade, H.:* Bakterielle Endotoxine: Beziehungen zwischen chemischer Konstitution und biologischer Wirkung. Immun. Infekt. 21 (1993) 26-35.

[58] *Rilling, R., Viebahn, K.:* Praxis der Ozon-Sauerstoff-Therapie. Fischer, Heidelberg 1985.

[59] *Rolfe, R.D.:* Rev. Infect. Dis. 6 (1984) 73.

[60] *Rosler, P.:* Die intestinale Ökologie. Resonanz, Mannheim 1994.

[61] *Rusch, V. et al.:* Mikrobiologische Therapie, Informationsblatt parenterale Vaccinen. Institut für Mikroökologie, Herborn 1989.

[62] *Rusch, V.:* Dysbiosetherapie/Symbioselenkung. Institut für Mikroökologie, Herborn-Dill 1977.

[63] *Rusch, V., Hyde, R.M., Don Luckey, T.:* Immunstimulation in Tiermodellen mit Hilfe von Präparaten intestinaler Bakterien. Die Nahrung 28 (1984) 699-709.

[64] *Savage, D.C.:* Ann. Rev. Microbiol. 31 (1977) 107.

5 Literaturverzeichnis

[65] *Savage, D.C.* In: *Marshall, K.C. (ed.):* Microbiol. adhesion and aggregation. Dahlem Konferenzen 1984. Springer 1984.

[66] *Salfinger, M.:* Therap. Umsch. 37 (1980) 181.

[67] *Schindlbeck, N.E., Müller-Lissner, S.A.:* Med. Monatsschr. Pharm. 11 (1988) 331.

[68] *Schindlbeck, N.E.:* Ernährung und Colonfunktion. In: *Müller-Lissner, S.A., Akkermans, L.M.A.* (Hrsg.): Chronische Obstipation und Stuhlinkontinenz. Springer, Berlin/Heidelberg/New York 1989, S. 53-65.

[69] *Schütt, C., Schumann, R.:* Der Endotoxinrezeptor CD14. Immun. Infekt. 21 (1993) 36-40.

[70] *Schütz, P.:* Hefepilze. Ein Kompendium hefepilzbedingter Erkrankungen (Pathogenese, Klinik, Diagnostik, Therapie). Symbio Litterae, Herborn 1994.

[71] *Schütz, B., Peters., U., Keiner, K.:* Mikrobiologische Therapie: Pilze im Darm – Signale des Immunsystems. Biologische Medizin, Sonderdruck aus 25. Jahrgang, 3 (1996) 124-128.

[72] *Schuler, R., Schuler, A.:* Physiologie und Pathophysiologie der Intestinalflora, 3. Auflage, Mayr, Miesbach 1987.

[73] *Shimoda, S. et al.:* Gastroenterology 67 (1974) 7.

[74] *Sonnenschein, B.:* Erfahrungsheilkunde, Bd. 33, 5 (1984).

[75] *Sonnenschein, B. et al.:* Naturheilpraxis 3 (1991) 250.

[76] *Tagg, J.R. et al.:* Bacteriol. Rev. 40 (1976) 722.

[77] *Vaara, M., Nikaido, H.:* Molecular organization of the bacterial outer membrane. In *Rietschel, E.T.:* Chemistry of endotoxins. Elsevier, Amsterdam/New York/Oxford 1984.

[78] *Van der Waaij, D.:* Zbl Bakt 13 (1985) 73.

[79] *Van der Waaji, D., Heidt, P.J., Rusch, V.C.:* Probiotics: Prospects of Use in Opportunistic Infections. Old Herborn University Seminar Monograph 8. Institute for Microecology, Herborn-Dill (1994), in press.

[80] *Wells, L. et al.:* Eur. J. Microbiol. Infect. Disease. 7 (1988) 10.

[81] *Zimmermann, K., Schütz, B., Keiner, K.:* Candida-Mykosen. Erfahrungsheilkunde, Sonderdruck Bd. 43, 9 (1994) 483-493.

[82] *Zimmermann, K., Schütz, B., Keiner, K., Schmidt, H. et al.:* Kyberstatus – Quantitative Stuhldiagnostik zum Nachweis einer gestörten intestinalen Ökologie; Informationsbroschüre des Instituts für Mikroökologie in Herborn, 1996.

6 Adressen: Pharmaindustrie, Medizintechnik

Klaus Marquardt
Medizintechnik und Ionisation
Herstellung und Vertrieb von
Sauerstoff-Therapiegeräten
Betriebsstätte:
Reiterweg 9
D – 76661 Philippsburg

Institut für Mikroökologie
Postfach 17 65
D – 35727 Herborn

Meckel Spenglersan GmbH
Pharmazeutische Präparate
Postfach 14 18
D – 77804 Bühl/Baden

Medical Systems
Innovative Medizintechnik GmbH
Albert-Rosshaupter-Str. 13
D – 81369 München

Merz + Co. GmbH
Eckenheimer Landstr. 100-104
D – 60318 Frankfurt am Main

MICRO TRACE MINERALS
Labor für spektroanalytische
Untersuchungen
Röhrenstraße 20
D – 91217 Hersbruck

MUCOS Pharma GmbH & Co.
Malvenweg 2
D – 82538 Geretsried

ORTHICA
Jägerweg 10
D – 85521 Ottobrunn
Vertrieb von Vitaminen, Mineralstoffen, Aminosäuren, Bioflavonoiden, Spurenelementen, Pro-Biotica u.a. Nahrungsergänzungsstoffe aus amerikanischer Herstellung oder nach amerikanischen Verfahren.
Einzel- und Kombinationsprodukte. Vorwiegend hypoallergen.

OXICUR Medizin-Technik
Vertriebsgesellschaft mbH
Edelstr. 1
D – 93083 Obertraubling

PASCOE Pharm. Präparate GmbH
Homöopathie – Phytotherapie
Schiffenberger Weg 55
D – 35394 Gießen

Symbio Pharm GmbH
Auf den Lüppen
D – 35745 Herborn

Behandlungsmethoden der Immunologie

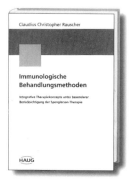

Claudius Christopher Rauscher
Immunologische Behandlungsmethoden
Integrative Therapiekonzepte unter besonderer Berücksichtigung der Spenglersan-Therapie
1996. 181 Seiten, 74 Abbildungen, 34 Tabellen, kartoniert
DM 48,-/öS 350,-/sFr 44,50
ISBN 3-7760-1581-0

In diesem Buch werden in komprimierter und doch detaillierter Form die Zusammenhänge zwischen den physikalischen, chemischen und psychosozialen Belastungen unserer Zeit und den damit einhergehenden Störungen des menschlichen Immunsystems dargestellt. Zu diesen ganzheitlichen Therapieverfahren gehören die Psychotherapie ebenso wie naturheilkundliche Methoden der Phytotherapie, die Physiotherapie bis hin zur Ernährungsmedizin. Als eine zu Unrecht vernachlässigte Methode stellt der Autor im zweiten Teil die Therapie mit den Spenglersan-Kolloiden vor.

- **Grundlagenwissen zur Immunologie**
- **Ganzheitliche Harmonie zwischen Körper, Geist und Seele wiederherstellen**
- **Instandsetzung des Immunsystems durch die Ganzheitsmedizin**

Karl F. Haug Verlag / Hüthig Fachverlage
Im Weiher 10, D-69121 Heidelberg
Tel. 0 62 21 / 4 89-5 55, Fax 0 62 21 / 4 89-4 10
Internet http://www.huethig.de, E-Mail: hvs_buch@huethig.de